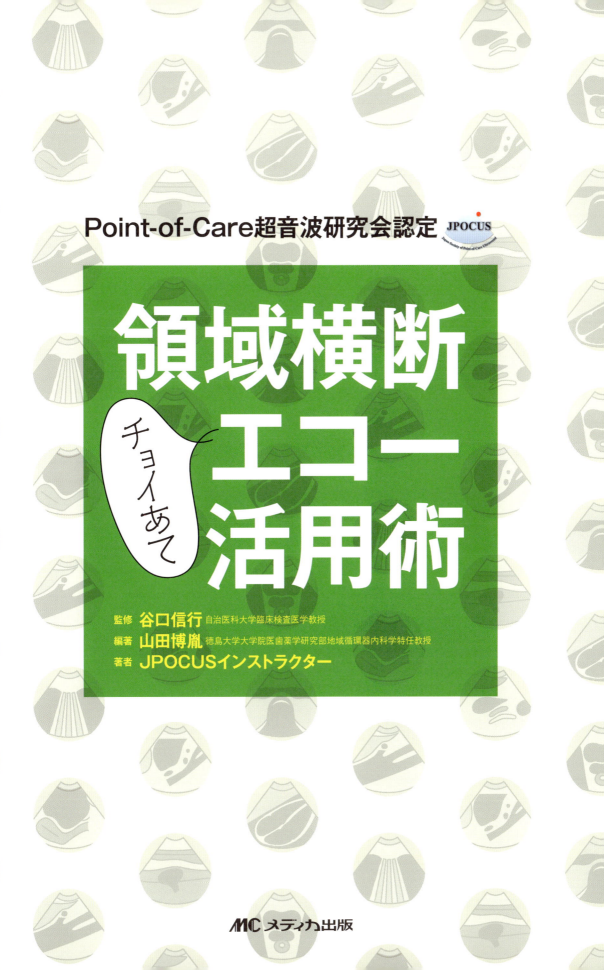

序文

　Point-of-Care 超音波の普及を目的に、POC 超音波研究会が発足し、2016 年 2 月に第 1 回研究会が東京で開催されました。その第 6 回研究会（2019 年 1 月開催）において、General POCUS 1-day セミナーを企画、開催いたしました。これは、「1 日で全身が見えるようになる！」をサブテーマに、全身の主要臓器をエコーで見ることができるようになることを目的としたレクチャーとライブスキャンを交えた教育企画でした。本書は、スライドの解説と web 動画でそのレクチャーを再現しております。

　外来診療、救急医療、在宅診療などで行う POCUS に、領域別や臓器別という区別はありません。いずれの診療科であっても、日常臨床でエコーを活用できれば診断力がかなり向上します。セミナータイトルの "General POCUS" というのは私（山田）の造語で、エコーをするなら心臓だけ、腹だけ、というのではなくて、同じ装置を使うわけだし、ちょっとずつでもいいから全身を見られるようになったらいい、という思いを込めました。エコー検査は自分でプローブを走査して、診断に必要な画像を描出しなければならないため、どの領域でもある程度のトレーニングが必要です。本書は、これから医師として診療を始める研修医、救急外来や当直診療で自信をもってエコーが使えるようになりたい先生、勤務医時代は技師に任せていたエコー検査をこれからは自分でやらないといけないという先生など、これからエコーを活用したい、と思っている医師に最適の教材になるでしょう。

　本書で基本を身につけて、実際の診療でエコーを使ってみてください。使い始めると、教科書に書いてあるようにはうまくいかなかったり、何が見えているかわからなかったり、いろいろ疑問が生じると思います。そのもやもやは、毎年 2 回開催されている POC 超音波研究会に参加して、プロフェッショナルな先生方の話を聞いて解決してください。本書の著者も多く参加されています。

　本書によって、読者の先生方の日常臨床でのエコー検査の活用が拡がり、ひいては Point-of-Care 超音波の普及に貢献できることを期待しています。

令和元年 6 月吉日

POC 超音波研究会代表世話人
自治医科大学臨床検査医学教授
谷口信行

第 6 回 POC 超音波研究会当番世話人
徳島大学大学院医歯薬学研究部地域循環器内科学特任教授
山田博胤

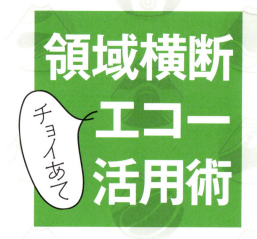

Contents

序文 ………………………………………………………………………… 3
谷口信行（自治医科大学臨床検査医学教授）
山田博胤（徳島大学大学院医歯薬学研究部地域循環器内科学特任教授）

POC超音波研究会のご案内 ………………………………………… 6

WEB動画の視聴方法 ………………………………………………… 7

第1章 POCの基礎知識・基本走査 ……………… 9
亀田 徹（安曇野赤十字病院救急科第一救急部長）

第2章 POC心エコー ……………………………………… 21
柴山 謙太郎（東京心臓血管・内科クリニック院長）

第3章 POC肺エコー ……………………………………… 39
鈴木昭広（東京慈恵会医科大学麻酔科学講座教授）

第4章 POC腹部エコー …………………………………… 59
畠 二郎（川崎医科大学検査診断学内視鏡・超音波部門教授）

第5章 POC腎・泌尿器エコー ……… 71
千葉 裕（北アルプス医療センターあづみ病院在宅支援科部長/地域医療部長）
齊藤弥穂（高の原中央病院人間ドックセンターセンター長）

第6章 POC婦人科エコー ……… 89
桑田知之（自治医科大学附属さいたま医療センター産婦人科教授）

第7章 POC運動器エコー ……… 95
白石吉彦（隠岐広域連合立隠岐島前病院院長）

第8章 POC表在エコー ……… 103
古川まどか（神奈川県立がんセンター頭頸部外科医長）

第9章 POC動脈エコー ……… 117
太田智行（国際医療福祉大学病院放射線科准教授）

第10章 POC静脈エコー ……… 127
児玉貴光（多治見市民病院 救急総合診療部）

第11章 POC超音波ガイド下手技 ……… 137
方波見謙一（北海道大学病院救急科助教）

第12章 eFAST・RUSH ……… 155
石井浩統（日本医科大学付属病院高度救命救急センター助教）

文献一覧 ……… 168
索引 ……… 170

POC超音波研究会のご案内

研究会について

Point-of-Care超音波研究会は、
①Point-of-Care超音波の進歩と普及により、診療の質向上を図る
②Point-of-Careの観点で、超音波診療の有用性を学術的に検討する
③超音波装置の普及と開発を推進する
④関連学会との連携を密にする
ことを目的に、2016年に設立され、年2回の研究会を開催しています。研究会では、各領域のシンポジウムやハンズオンセミナーが企画され、本書の1dayセミナーも人気のプログラムです。詳細は、研究会のホームページをご参照ください。

申込み方法

POC超音波研究会入会申込みフォームをホームページからダウンロードし、ご入力・ご記載のうえ、事務局にご郵送いただくか、事務局のメールアドレスにファイルとして送付してください。
到着から1週間程度で、事務局より確認のメールをお送りします。
ホームページ：https://www.jichi.ac.jp/usr/cpc/clipatho/poc/
年会費：3,000円（2017年度より）

お問い合わせ

ご不明な点は、事務局にメール（pocus2015@jichi.ac.jp）でお問い合わせください。

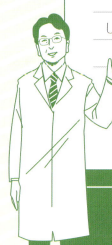

WEB 動画の視聴方法

WEB サイトで POC 超音波研究会 General POCUS 1-day セミナーのライブ動画が視聴できます。
以下の手順にて本書専用 WEB ページにアクセスしてください。

1 メディカ出版ホームページにアクセスしてください。
https://www.medica.co.jp/

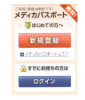

2 ログインします。
※メディカパスポートを取得されていない方は、「はじめての方へ／新規登録」（登録無料）からお進みください。

3 『領域横断チョイあてエコー活用術』の紹介ページ（https://www.medica.co.jp/catalog/book/7698）を開き、下記のバナーをクリックします（URL を入力していただくか、キーワード検索で商品名を検索し、本書紹介ページを開いてください）。

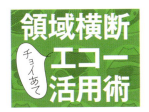

4 「動画ライブラリ」ページに移動します。
「ロック解除キー入力」ボタンを押すと、ロック解除キーの入力画面が出ます。
（ロック解除キーボタンはログイン時のみ表示されます）。
下の銀色の部分を削ると、ロック解除キーが出てきます。入力画面にロック解除キーを入力して、送信ボタンを押してください。

5 「ロック解除キー入力」ボタンが「動画を見る」に更新され、本書の動画コンテンツが視聴可能になります。

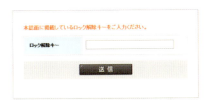

＊なお、WEB サイトのロック解除キーは本書発行日（最新のもの）より 3 年間有効です。
有効期間終了後、本サービスは読者に通知なく休止もしくは終了する場合があります。
＊ロック解除キーおよびメディカパスポート ID・パスワードの、第三者への譲渡、売買、承継、貸与、開示、漏洩にはご注意ください。
＊PC（Windows／Macintosh）、スマートフォン・タブレット端末（iOS／Android）で閲覧いただけます。
推奨環境の詳細につきましては、弊社 WEB サイト「よくあるご質問」ページをご参照ください。

1. POCの基礎知識・基本走査

亀田 徹（安曇野赤十字病院 救急科 第一救急部長）

■ PROFILE
1996年　北海道大学医学部卒業
2009年より安曇野赤十字病院救急科
日本救急医学会指導医・評議員
日本超音波医学会指導医・代議員
「救急室ではPOCUSを、検査室では系統的超音波検査を行っています」

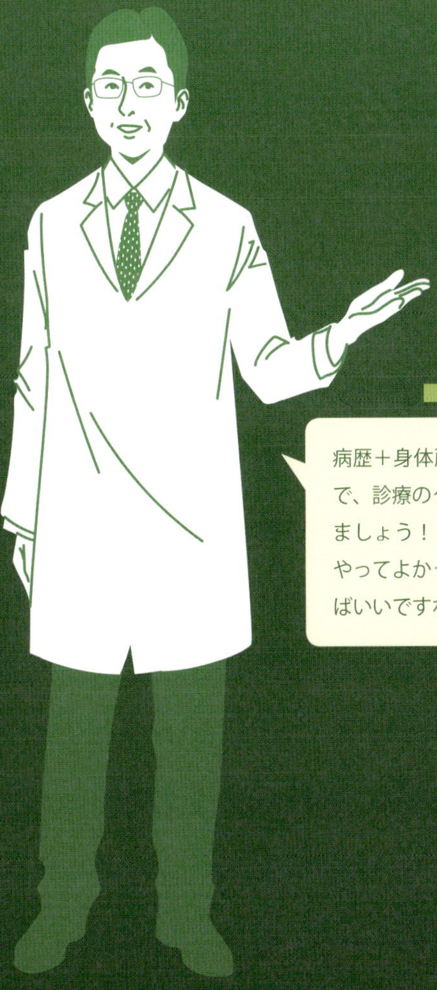

■ DOCTOR'S COMMENT

病歴＋身体所見＋POCUSによる臨床推論で、診療のクオリティをさらに高めていきましょう！さまざまな場面で「POCUSをやってよかった」という思いを共有できればいいですね！

General POCUS

> **SLIDE 1**
>
> ## 音波と超音波
>
> 人が聴くことのできる周波数：20〜20,000Hz 程度
> 臨床での超音波周波数：1〜20MHz 程度
>
> 波① 横波
> 波② 縦波：音波は縦波
>
>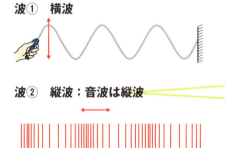
>
> 音波① パルス波
> 音波② 連続波
>
>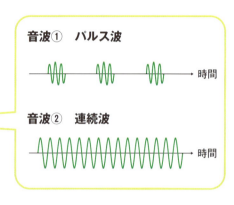

人が聞き取れないほど高周波の「超音波」

この2つの違いは、人が聞くことができる周波数と、聞くことができない周波数との違いです。後者がいわゆる超音波です。音波が単に「ヘルツ（Hz）」であるのに対し、超音波は「メガヘルツ（MHz）」です。メガですから100万倍という意味で、音波と超音波ではこれだけの違いがあるということをまずは認識してください。

2種類の波、2種類の音波

次に波についてですが、波には横波と縦波があり、音波は縦波です。さらに音波には2種類あって、1つはパルス波で、これは太鼓をドンドンと叩くような波、2つ目は、「あ〜」というように音を伸ばしたときの波で、連続波と言います。医療ではこの両方が使われています。ちなみに、医療で用いる超音波のことを「医用超音波」と呼びます。

● パルス波と連続波

「医用超音波」は使い分けがされています。白黒のいわゆるBモード画像の表示にはパルス波が使われています。一方、血流速度を表示するドプラ法には、パルス波を使う「パルスドプラ法」と、連続波を使う「連続波ドプラ法」があります。

SLIDE 2

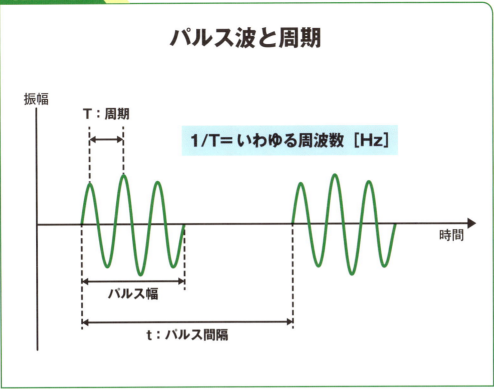

山の"密度"を表す周波数

パルス波と周期

　太鼓でドンドンと音を出すと、図のようなパルス波が出ます。皆さんがよく耳にする周波数や周期という言葉は、このパルス波に紐づく言葉です。例えば周期とは、振幅の山から次の山までの間隔のことであり、この間隔が1秒間に何回繰り返されているかを示す数字が周波数です。

パルス幅とパルス間隔

　またこのドンドンと繰り返される音、1回の「ドン」の始まりから終わりまでが「パルス幅」で、1回目の「ドン」から2回目の「ドン」までの間を「パルス間隔」と言います。このパルスが1秒間に何回繰り返されているのかを示す数字として、「パルス繰り返し周波数」というものもあります。ここでは詳しくは説明しませんが、パルス繰り返し周波数はドプラ法を理解するうえでは非常に重要です。

> **SLIDE 3**

分解能と周波数

a　2方向の分解能　　　**b　周波数と分解能・減衰**

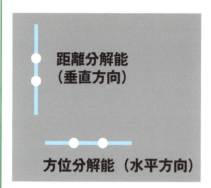

周波数が高いほど分解能は高い。
しかし…

b-①　高周波　　　　b-②　低周波

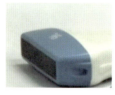 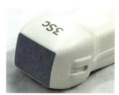

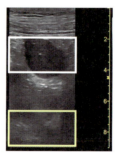 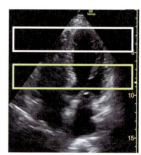

距離分解能と方位分解能

　静止画像の分解能には2種類あり、1つは距離分解能です。これは垂直方向の分解能のことです。もう1つは方位分解能で、こちらは水平方向の分解能です。

　実は分解能には、「スライス幅分解能」という3種類目があります。スライス幅というのは、超音波のプローブの幅のことです。このように分解能には厳密には3種類あるのですが、超音波の基礎を理解するうえでは距離分解能と方位分解能の2つを押さえておくだけでよいです。

詳細に見るなら高周波、深くまで見るなら低周波

　また、周波数が高いほど分解能も高いです。例えば、図は高周波数のリニアプローブ（b-①）と、心臓用の低周波のプローブ（b-②）の画像です。同じ深さでも、高周波数のプローブの場合、詳細に描き出すことができます。周波数が高いと分解能は高くなるので、より詳細な評価ができるのです。

　しかし、深いところまで見たい場合は低周波数のほうが有利になります。例えばリニアプローブの場合、5〜6cmぐらいよりも深い部分を描出することは難しくなってきます。対する低周波数の場合はそれ以上の深さまで超音波ビームが伝わっていきますので、深いところも見ることができるのです。

SLIDE 4

音響インピーダンスと反射

音響インピーダンス＝媒質の密度×媒質の音速

空気	0.0004 Pa s/m
水	1.52
血液	1.62
肝臓	1.65
筋肉	1.66
骨	4～8 程度

反射と透過は音響インピーダンスの違いの大きさで決まる

音響インピーダンス

　音響インピーダンスとは、「媒質の密度×媒質の音速」で求められる数値です。表にあるように、空気の音響インピーダンスは 0.0004 です。それに比べると、水や血液、肝臓、筋肉はまったく数値が違います。また、水、血液、肝臓、筋肉はだいたい同じ数値です。さらに骨を見てみると、またまったく数値が違います。

反射

　超音波の画像は音波の反射によってつくられています。そして、反射は音響インピーダンスの「違いの大きさ」によって生まれます。音響インピーダンスの数値の違いが大きければ大きいほど、反射も大きくなるのです。

　要するに、生体に入った超音波が肺の表面で反射するのは、肺の中に空気がいっぱいあるからであり、生体を構成する筋肉や血液などと、肺の中にある空気の音響インピーダンスの違いが大きいからです。一方、生体を通った超音波は、今度、骨の表面で反射します。これは、生体と骨の音響インピーダンスの違いが大きいからです。

　超音波やその反射について、超音波は「空気を通らない」「骨を通らない」という説明がされることがあります。でも正確には、音響インピーダンスの違いが大きく、その結果として反射が起こると言うべきなのです。

SLIDE 5

画像の表示

横断面像
被検者を尾側から眺めるように描出する。

腹側
右側　左側
背側
脊椎

縦断面像①　一般・放射線領域
被検者の右側から眺めるように描出する

【頭側】　心　下大静脈　【尾側】

縦断面像②　循環器領域
被検者の左側から眺めるように描出する

下大静脈　心基部
【尾側】　　　　　　　　【頭側】
心尖部　頸動脈

画像の 3 つの表示方法

横断面像

短軸断面像とも言われ、患者を尾側から眺めるように描出します。これは CT と同じですね。

縦断面像①　一般・放射線領域

矢状断面像、長軸断面像とも言われる画像のことです。この画像のポイントは、一般・放射線領域での画像と、循環器領域での画像とでは描出の仕方が異なることです。

　まず、一般・放射線領域では、患者の右側から描出します。そのため、患者の頭が画面の左側にいきます。このとき、下大静脈は心臓の右側に描出されます。腹部エコーの場合、ほとんどがこの画像になります。

縦断面像②　循環器領域

　循環器領域ではこれが逆になります。すなわち、患者を左側から眺めるように描出します。そのため、頭は右になり、下大静脈は心臓の左側に描出されます。ここがよく混乱する部分なので、「一般・放射線領域は右から見る、循環器領域は左から見る」と覚えておきましょう。このことを踏まえたうえで、傍胸骨長軸像を思い出してみましょう。傍胸骨長軸像では、心尖部が左側に描出されますよね。そして、心基部は右側に描出されます。ですから、循環器領域としての整合性は取れているといえます。縦断面像は混乱しがちなので気をつけましょう。

SLIDE 6

プローブ

プローブの選択

	リニア	セクタ	コンベックス
超音波の進み方	接地面が広く、高周波で平行なビーム。	接地面は小さく浅い。視野は狭いが、深部で広角なビーム。	接地面が広く、低周波で広角なビーム。
特色・用途	末梢血管、甲状腺など表在臓器。	心臓や大血管。	腹部臓器などの深部臓器。
周波数	5～15MHz	2～5MHz	2～5MHz
観察できる深さ	5～9cm	35cm	30cm

プローブマーカーとスクリーンマーカー

	一般・放射線領域	循環器領域
プローブマーカー	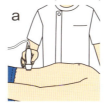	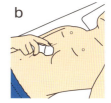
スクリーンマーカー		
概要	日本ではスクリーンマーカーの位置は統一されていない。国際的には左側に表示されることが多い。	国際的にはスクリーンマーカーの位置は右側でほぼ統一されている。

エコープローブの持ち方

a / b

基本アプローチ：手でペンを持つように握る（a）。心窩部アプローチ：第2指でプローブを胸骨下に圧迫し、掌で包むように握る（b）。どのアプローチでも常にプローブマーカーの向きを意識する。

文献1（p2）より一部改変

プローブの選択

　プローブには、リニアプローブ、セクタプローブ、コンベックスプローブの3種類があります。リニアプローブのことは、英語圏では「カーブリニアプローブ」と言ったりもします。表在を見るのには高い周波数が適しているためリニアプローブを用います。セクタプローブやコンベックスプローブは周波数が低く、深部を見るために使います。このことから、画質、分解能と減衰、深いところまで到達するかどうかというのは、トレードオフの関係にあると言えます。

プローブマーカーとスクリーンマーカー

　プローブについている"ポッチ"（赤丸部分）ですが、実はこの呼び方はまだ統一されておらず、超音波医学会でも呼び方は決まっていないそうです。私は混乱を避けるために、プローブ側にある"ポッチ"のことを「プローブマーカー」、画面（スクリーン）にあるマーカーのことを「スクリーンマーカー」と呼ぶことにしています。

　さて、スクリーンマーカーの位置ですが、一般・放射線領域ではまだ統一されていません。左側に表示する場合もあれば、右側の場合もあり、施設によってもさまざまです。ただ、国際的には左側に表示されることが多いです。一方、循環器領域では右側にほぼ統一されています。ここが少し混乱しやすいところかもしれません。

SLIDE 7

プローブの走査

a スライド	b 回転	c 傾け	d ロッキング	e 圧迫
固定して体表を滑らす	体表に対して同軸に時計 or 反時計回転する	位置を固定して前後に傾ける	位置を固定して左右に傾ける	位置を固定して押し付ける

文献 3、4 より改変

5 つの走査を使い分ける

a はスライドで、英語で sliding です。b は回転で、ローテーションとも言い、英語で rotating です。c は傾け走査で、英語で tilting という言い方をします。d はロッキングです。c との違いがわかりにくいかもしれませんが、ロッキングは同じ断面上で画面を回します。ここで言う「ロッキング」とは、「ロッキングチェア」の「ロッキング」と同じで、あの椅子のように同じ断面上で画面を回す走査を言います。対する傾け（c）は、断面が次から次に変わります。この 2 つは一見すると同じように思えますが、まるで違う走査になります。e は圧迫で、心エコーでは心窩部で行う走査です。

SLIDE 8

超音波装置の取扱と画面表示

ゲインと深度

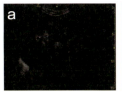 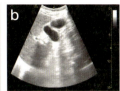 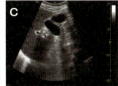 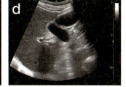

フォーカス

フォーカスの位置は、超音波ビームが最も狭く、方位分解能が最も高い部位

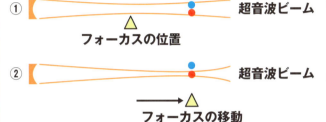

①では2点が1本の超音波ビーム内におさまるので2点として識別できない。

②では超音波ビームの幅が狭くなり、2点識別が可能となる。

3つの取扱で適切な画像を描出

　POCUSでは、基本的にゲイン（白黒の明るさ）、深度、フォーカス（焦点）の3つを押さえておけば大丈夫です。

ゲイン

　aは非常に暗いですね、ゲインでいうと"低め"です。こんな真っ黒な状態でエコーをする人はいないと思います。むしろゲインはbのように高め、要するにちょっと白めに描出する人が最初は多いように思います。白めの描出は"オーバーゲイン"と言って、輝度の高いところでは違いがわかりにくくなります。そのため、ゲインはcのように適切に調整することが大切です。

深度

　cからdのように調整すると思いますが、大事なのは見たい領域を見えやすくするように調整することです。

フォーカス

　例えば、ポケットエコーなどではフォーカスは動かさないようになっています。しかしある程度大きい装置の場合は、フォーカスはいくらか動かしたほうが焦点を合わせたところの画質がよくなります。2点間の認識がよくなるのです。

SLIDE 9

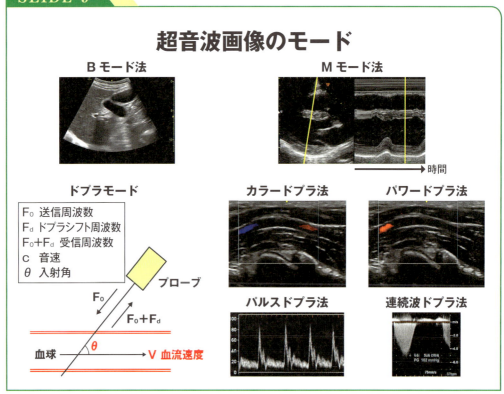

超音波装置が搭載するさまざまな「モード」

Mモード法：時間の経過を追いながら描出

　超音波装置には、観察したい情報に合わせてさまざまなモードが搭載されています。先ほどの超音波装置の取扱と画面表示の説明は、すべてBモード法のものでした。この他に、Mモード法があります。目的とする場所にカーソルを合わせて、時間の経過を追いながら描出します。

ドプラモード：血流の評価に活用

　得られた血流速度をBモード像の上にカラーで表示する方法には、カラードプラ法とパワードプラ法の2種類があります。パワードプラ法では、細かい血流の評価が可能だとされています。ただし血流方向はわかりません。それに対してカラードプラ法では血流方向が明示されます。

　ドプラモードにはこの他に、血流の流速などを評価するために用いるパルスドプラ法と連続波ドプラ法があります。前述のごとく、パルスドプラ法にはパルス波が、連続波ドプラ法には連続波が利用されています。

SLIDE 10

超音波と安全・感染管理

生体作用	
熱作用	Thermal Index：TI 超音波が照射された部位の温度が上がる。
機械的作用	Mechanical Index：MI キャビテーション（cavitation）が起こる。
安全性	
妊娠	Bモード像では影響に否定的な見解だが短時間で施行する。
眼科領域	適応のある機種を利用する。
感染管理	
使用後はプローブのジェルを拭き取る。	
必要に応じて消毒液でプローブを拭く。	
アルコールはプローブの劣化を早める可能性がある。（至適な消毒液は機器メーカーに確認）	

超音波の生体作用と安全性

　超音波検査は非侵襲的と言われますが、「100%間違いなく安全」というわけではありません。そこで安全性を確保するために、thermal index（TI）と mechanical index（MI）という2つの指標が設けられています。

　特にMIは、最近増加している眼球超音波検査に対して重要性が高まっています。網膜は非常に繊細な部位であるため、所定の装置で行う必要があります。そういった注意事項があることを十分に認識しておきましょう。

　妊娠に対する超音波の影響は問題ないとされていますが、超音波検査を行うのはできる限り短時間がよいでしょう。「ALARAの原則」、すなわち"照射時間はなるべく短く""照射強度はなるべく弱く"が提唱されています。

感染管理

　当たり前のことではありますが、使用後はプローブのゼリーをきれいに拭き取ってください。これは感染対策上重要なことです。また、プローブを消毒液で拭く際、アルコールはプローブ劣化の原因となるため注意が必要です。メーカーが推奨する消毒液を使うようにしましょう。

MEMO

2. POC心エコー

柴山 謙太郎（東京心臓血管・内科クリニック 院長）

■ PROFILE
- 2005年3月　千葉大学医学部卒業
- 2007年4月　倉敷中央病院循環器内科シニアレジデント
- 2010年4月　榊原記念病院循環器内科
- 2012年10月　Non-invasive Cardiac Laboratory, Cedars-Sinai Medical Center, Los Angeles, California, USA
- 2013年10月　東京ベイ・浦安市川医療センター循環器内科医長
- 2017年4月　東京ベイ・浦安市川医療センター心血管イメージング教育プログラムディレクター
- 2019年より現職

専門：内科・循環器内科（一般内科・循環器内科、心エコー図、弁膜症）

「2019年6月より日本橋人形町で開業し、心エコーが一般の方にもより親しみやすくなるよう、啓発する活動を広げていきたいと思っております」

■ DOCTOR'S COMMENT

POC心エコーをはじめとするPOCUSは、身体診察の延長として、今後の医師診療に必須の手技になっていくと思います。まずは自分の聴診器を用いるように身近なエコー機を使ってみることから始めてください。要点さえ理解すれば、明日からの当直に心強い武器となることでしょう。皆さまのご健闘を祈っております！

General POCUS

SLIDE 1

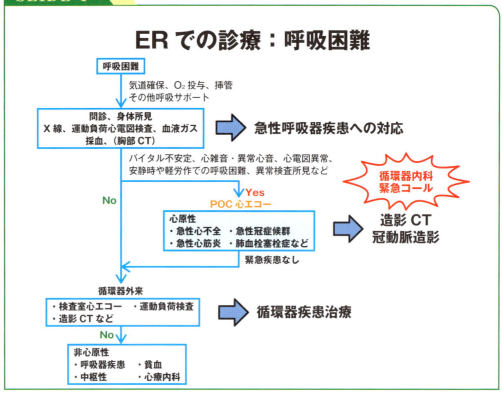

POC 心エコーはいつ行う？

　まず、POC 心エコーがどのようなタイミングで行われるかを、ざっくりとした流れで見てみましょう。例として、呼吸困難で ER にやって来た患者のケースで考えていきましょう。

　さて、まずは何をしますか？ いきなり超音波をあてることはしませんね。やはり最初は、問診をしたり身体所見の観察をします。それから、X 線や心電図といった比較的簡単に行える検査をします。こういった検査を「point of care testing（POCT）」と呼びます。つまり、呼吸困難であればすぐに急性呼吸器疾患などがないかを把握するわけです。

　呼吸器の疾患がないということであれば、次に心臓をみていきます。このとき、たとえばバイタルが不安定であったり、心電図に異常があったりといった、何らかの心疾患を疑わせる兆候があれば、すぐに超音波をあてたほうがよいとなります。そこで出てくるのが、POC 心エコーです。

SLIDE 2

心エコーの定義

- **Comprehensive TTE**
  包括的な経胸壁心エコー
  検査室で施行

- **Limited TTE（TTE$_L$）**
  限定的な経胸壁心エコー
  POC で施行

- **FOCUS（FCU）**
  項目を絞った経胸壁心エコー
  POC で施行

POC 心エコー

文献 1、2 より改変

時間があるときは TTE、緊急時は POC 心エコー

基本的に、心エコーには大きく分けて 2 種類あります。

一つは、検査室で技師や専門医が行う包括的な経胸壁心エコー（comprehensive transthoracic echocardiography：Comprehensive TTE／単に TTE とも言う）です。これが一般的な、いわゆる "公式の心エコー" です。当院では「オフィシャルの心エコー」と呼んでいますが、要するにスクリーニングも含めた公式な心エコーのことです。

もう一つが POC 心エコーです（図中赤枠）。POC 心エコーはさらに limited transthoracic echocardiography（TTE$_L$）と、focused cardiac ultrasound に分けられます。なお、focused cardiac ultrasound はエコーCUS、FOCUS、あるいは FCU と呼ばれたりします。いずれにしても、POC 心エコーには TTE$_L$ と FOCUS があり、両者は別物として捉えられています。

エキスパートは TTE$_L$、初学者は FOCUS

TTE$_L$ は、専門家による POC 心エコーのことです。心エコーに携わっている者や、十分な心臓の知識を有した者が施行する、エキスパートによる心エコーというふうにご理解ください。

一方、FOCUS は、エコー初学者も施行することができる POC 心エコーになります。FOCUS は撮る断面があらかじめ決められていて、評価を行う項目も決まっています。ですから、心エコーや心臓に詳しくない人でも何を撮るべきかがわかりやすいのです。また、撮った内容の評価方法を学んでおけば正常か異常かをすぐに判断できます。このように、専門家による POCUS が TTE$_L$、専門家以外による最低限の評価を行うための POCUS が FOCUS、これら 2 つをまとめて POC 心エコーとなります。

SLIDE 3

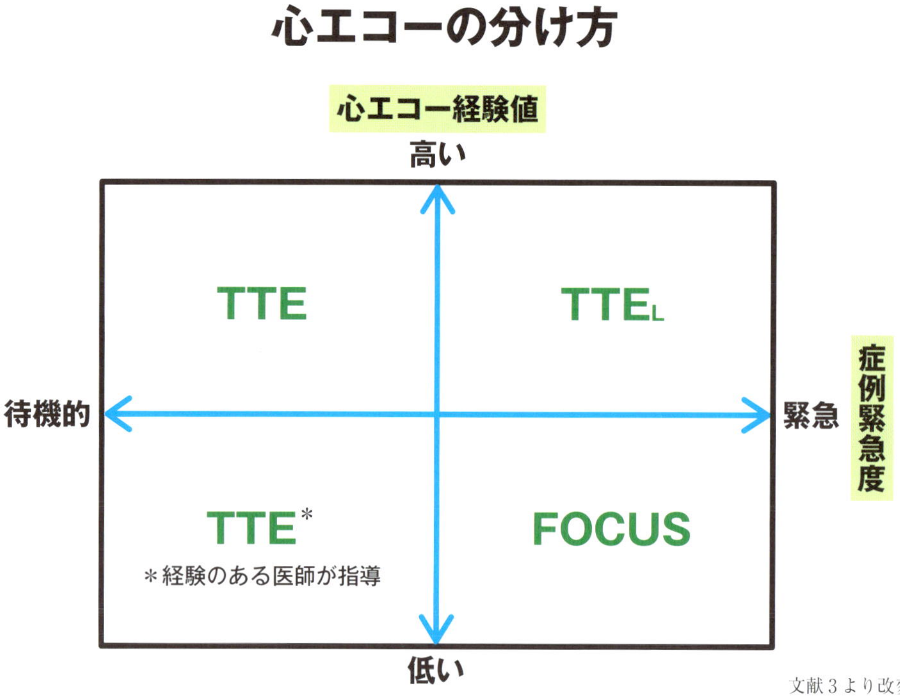

心エコーの分け方

心エコー経験値 高い

TTE	TTE$_L$

待機的 ←——————→ 緊急　症例緊急度

TTE* ＊経験のある医師が指導	FOCUS

低い

文献3より改変

緊急×低経験値＝FOCUS

　図は、横軸に症例の緊急性、縦軸に施行者の心エコー経験値を表しています。
　まず、緊急性の高い症例に対して心エコーの経験値が高い人が施行する場合は、TTE$_L$となります。緊急であっても経験が豊富なため、限定的なエコーで適切な診断が可能です。それに対して「緊急性は高いが経験値はそれほど高くなく、エコーや心臓を専門にはやっていない」という場合はTTE$_L$よりもさらに項目を絞り込んだFOCUSを行いましょう。なお、緊急性が低ければ、通常のルーチン検査であるTTEを行います。

SLIDE 4

心エコーのアプローチと基本断面

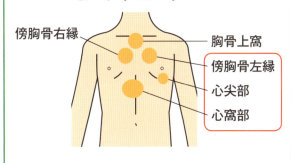

a　アプローチ

b　基本断面

アプローチ	断面
傍胸骨左縁	左室長軸断面 左室短軸断面
心尖部	四腔断面 二腔断面 三腔断面 五腔断面
心窩部	四腔断面 下大静脈縦断面

文献4より改変

覚えておこう！3つのアプローチ、5つの断面

　検査室ではいろいろなアプローチを行いますが、緊急性の高いときなどに行うFOCUSでは、傍胸骨左縁、心尖部、心窩部の3カ所をアプローチ（a）します。

　3カ所のアプローチによるそれぞれの断面をbに示しました。傍胸骨左縁では左室の長軸と短軸を見ます。心尖部では四腔断面を、心窩部では四腔断面と下大静脈（inferior vena cava：IVC）の縦断面を見ます。この5断面をおさえておけば、FOCUSの評価は十分と考えてよいでしょう。

SLIDE 5

断面① 傍胸骨左縁左室長軸像

a

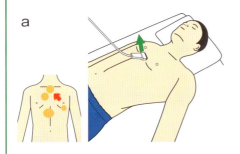

- 胸骨左縁第3肋間または第4肋間からアプローチ。
- 左心室の長軸を含み、左室流出路と流入路を同一断面で描出。
- 評価対象：左室サイズ、左室収縮能、大動脈弁、僧帽弁、心嚢水。
- 心尖部の観察は困難。

b-①

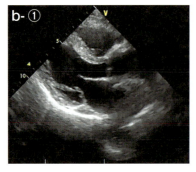

b-②

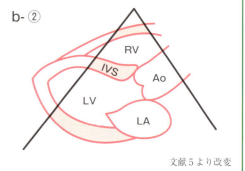

文献5より改変

断面① 傍胸骨左縁左室長軸断面

　傍胸骨でのアプローチでは、プローブを患者の右肩のほうへ向け、傍胸骨左縁にあてます（a）。上位肋間から下げていくようにあててもよいでしょう。プローブマーカーを右肩のほうへ向けるような走査というのは、プローブからマーカーに向かって右側からのぞき込む、もしくは心臓を左肩のほうからのぞき込むようなイメージになります。これが傍胸骨左縁左室長軸断面です。この断面では、左室、左房、大動脈、弁が見えます（b-①、b-②）。左室の心尖部は見えていないことが多いです。

SLIDE 6

断面② 傍胸骨左縁左室短軸像

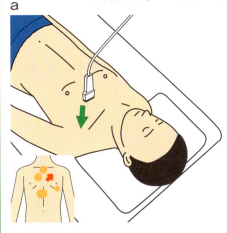

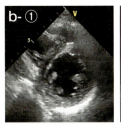
左室乳頭筋短軸 b-①

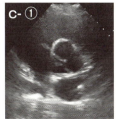
大動脈弁短軸 c-①

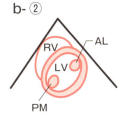
b-②

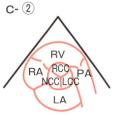
c-②

- 左室長軸断面と同一アプローチで、90°時計方向にrotating。
- 評価対象：左室サイズ、左室収縮能、大動脈弁、僧帽弁、心嚢水。

文献5より改変

断面② 傍胸骨左縁左室短軸断面

　傍胸骨左縁左室長軸断面へアプローチするときはプローブマーカーを右肩に向けていましたが、今度は左肩のほうへ向けていきます。先ほどの長軸断面から90°回転、すなわちrotatingするような形であてます（a）。これによって足側から心臓を眺めているような形になり、左室と右室および大動脈弁を見ることができます（b、c）。

SLIDE 7

断面③　心尖部四腔断面

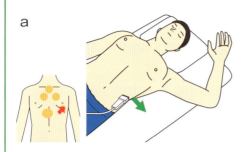

- 左室拡大がなければ第5肋間鎖骨中線より外側にアプローチ。
- 評価対象：左室サイズ、左室収縮能、右室、僧帽弁、三尖弁、心嚢水。
- 左室を心尖部まで描出できるため、左室収縮能の評価に有用。
- 右心系を描出でき、右心機能や三尖弁を観察しやすい。

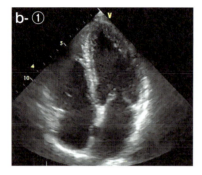
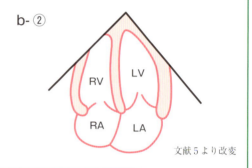

文献5より改変

断面③　心尖部四腔断面

　プローブマーカーは左肩を向けたまま、そのアプローチを心尖部のほうへもっていきます（ⓐ）。これによって心臓を背側から見ているような形になり、左室、右室、左房、右房の4つの断面が見えます（b-①、b-②）。これが心尖部四腔断面です。

SLIDE 8

断面④　心窩部四腔断面

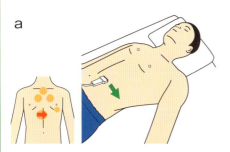

- 心窩部から上方にプローブをtiltingして描出。
- 評価対象：左室サイズ、左室収縮能、右室、僧帽弁、三尖弁、心嚢水。
- 体位変換が困難な場合、左室四腔像の評価が可能。
- 心房中隔や右室前方の心嚢水の評価に有用。

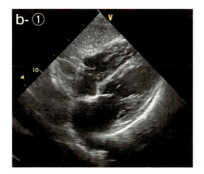

b-①

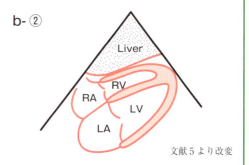

b-②

文献5より改変

断面④　心窩部四腔断面

　プローブマーカーの向きを右側にして心窩部のほうへアプローチをもっていき、心窩部をぐっと圧迫します（a）。このとき、プローブが水平になるようにtiltingする必要があります。ここが心窩部四腔断面をみるときの注意点です。

　心窩部四腔断面は結構重要で、例えば体を傾けたりできない人や仰向け以外の体位をとれない人に対しては、心窩部からあてる技術があれば心尖部からあてられなかったとしても代用することが可能になります。

SLIDE 9

断面⑤　心窩部下大静脈長軸断面

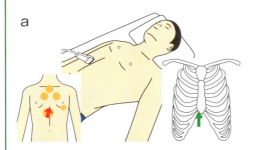

- 心窩部からやや上方にプローブをtiltingして描出。
- 評価対象：下大静脈。
- 下大静脈の拡大や呼吸性変動の評価に有用。

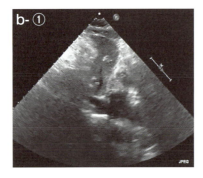
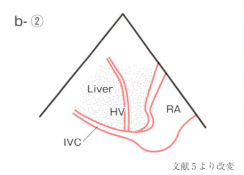

文献5より改変

断面⑤　心窩部下大静脈長軸断面

先ほどの心窩部の断面から90°、マーカーを頭のほうへもっていくことで描出できます（a）。

SLIDE 10

FOCUS 評価項目

- ☐ 左室拡大
- ☐ 左室収縮能
- ☐ 右室拡大
- ☐ 心嚢水
- ☐ 下大静脈（IVC）

文献 1、2 より改変

必ずチェック！5つの評価項目

　実は、完全に定義されているわけではありませんが、左室拡大、左室収縮能、右室拡大、心嚢水、下大静脈の 5 項目は必ず評価しましょう。心房の大きさについては絶対に評価しなければいけないわけではないと考えます。弁膜症も気になるところですが、B モードだけでは判断ができないこと、FOCUS ではドプラを使わないことから評価する必要はありません。

SLIDE 11

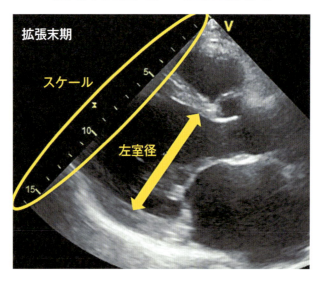

評価項目① 左室拡大

左室拡張末期径 ≧ 6cm で著明に拡大（スケールで左室径を目視評価）

拡張末期径が 5cm を超えたら拡大を疑う

　FOCUS では原則として計測を行う必要はないと考えます。通常、超音波画像にはスケールがあります（黄色枠）。このスケールはだいたい 1 目盛り 1cm になっています。これを目安にしながら拡張末期径を考えます。左室の拡張末期径が 6cm を超えたらこれは明らかに拡大であり、5cm を超えていなければ、"左室拡大なし" と判断してよいです。

　普段使用するすべての装置において、立ち上がったときの深度を同じに設定しておくと（例えば 16cm）、画面のサイズとの相対的な関係で、心腔サイズが評価できるのでお勧めします。

SLIDE 12

評価項目② 左室収縮能

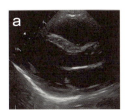
a 亢進

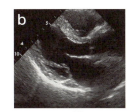
b 正常

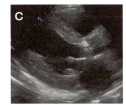
c 低下

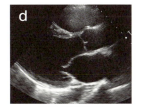
d 高度低下

①心内膜の内方運動、②収縮期の均一な壁肥厚、③僧帽弁前尖可動性
亢進、正常、低下、高度低下の4分類

文献7より改変

3つのチェックポイント・4つの分類

　最初に心内膜の内方運動、次に収縮期の均一な壁肥厚、もう一つ、結構見られていない項目ではありますが、僧帽弁の前尖の可動性の3つの項目で、収縮能を、「亢進（a）」「正常（b）」「低下（c）」「高度低下（d）」の4つに分類して考えます。

SLIDE 13

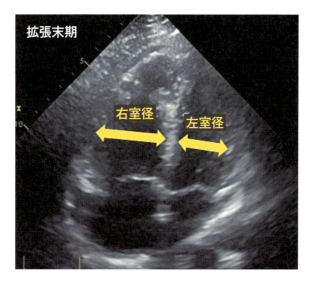

評価項目③　右室拡大

右室／左室径比 ＞1 で高度拡大

文献 8 より改変

左右が同じ大きさに見えたら右室は拡大している

　四腔断面で、右室と左室の両方が描出される画像を見て評価します。ポイントは、右室のほうが大きくなっていることで、この時点で右室は著明に拡大していると思ってください。右室と左室がほぼ同じ大きさだとしても、実際には右室は拡大していると理解してよいと考えます。

SLIDE 14

評価項目④　心嚢水

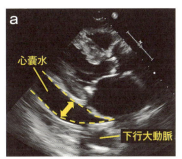
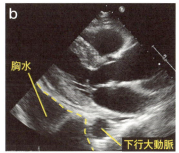
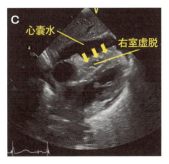

- 胸水と鑑別（下行大動脈と心臓の間に陥入）。
- 心嚢水 >20 mm で高度貯留。
- 特に右室前面の心嚢水には注意。

文献9より引用

心嚢水と胸水は、下行大動脈との位置関係で見分ける

　心嚢水は、胸水と見間違われることが多いです。そのため注意が必要ですが、超音波画像上での見分け方というのは、実は簡単です。

　aとbの2つの画像は、傍胸骨左室長軸断面です。aでは、基本的に左房の後ろに下行大動脈があります。まん丸に見えているのが下行大動脈です。心嚢水はというと、この下行大動脈よりも内側に入ってきます。対する胸水は、下行大動脈よりも内側に入っていくことはありません（b）。入り方の違い、これが心嚢水と胸水の見分け方になります。

心嚢水は心窩部の四腔断面で見つける

　右室前面にある心嚢水は、先ほどの傍胸骨左縁左室長軸断面では見つけることができません。そこで心窩部の四腔断面を見ます。心窩部の四腔断面を見れば、心嚢水が右室を圧迫しているかどうかがよくわかります（c）。心タンポナーデは、心嚢水が右室の前面にあるだけでも引き起こされます。そのため、右室前面の心嚢水というのはしっかりと評価する必要があります。

SLIDE 15

評価項目⑤ 下大静脈（IVC）

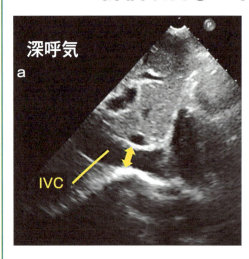
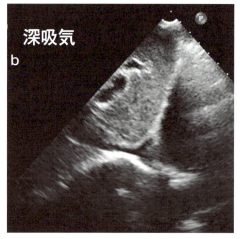

- 右房入口部から約2cm尾側で計測。
- 深呼気の下大静脈径＞21 mmで下大静脈拡大。
- ＜50％（スニッフテスト）、＜20％（自然呼吸下）で変動低下。

文献10より引用

サイズと呼吸性変動を確認

　IVCは、基本的に右房に入る2cm手前で計測するのが一般的な定義になっています。IVCの径がだいたい2cmを超えてきたら拡大していると考えてよいです（a）。これも超音波画像のスケールで見ればわかります。

　また呼吸による変動も見ます。スニッフテストと言って、鼻をくんくんするような動作をしたとき、50％を下回ると呼吸性変動が低下していると考えます（b）。ただ、この"スニッフ"という動作が日本人には伝わりにくいため、普通の自然呼吸での変動でもよいです。この数値が20％を下まわると、変動が低下していると考えます。

SLIDE 16

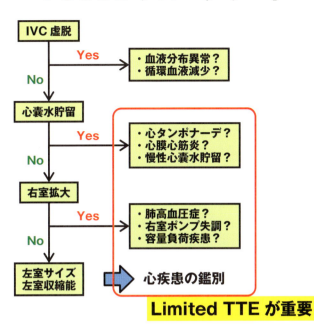

FOCUS は IVC の評価から始める

　FOCUS の 5 つの評価項目について、明確な定義はありませんが、決まった見方をしていけば決まった診断にたどり着けると考えます。

　まずは、最初に IVC を評価することを推奨します。この意義は、ショックを鑑別できることです。ショックには、血液分布異常、循環血液減少、閉塞性、心原性の 4 つの分類があります。血液分布異常および循環血液減少によるショックでは、IVC が虚脱することが多いです。よって、最初に IVC を評価することで、ショックの分類を判断することができます。

　IVC が虚脱していないということは、閉塞性のショックか心原性のショックかのいずれかだということになります。この両者を見分けるためにはまず、閉塞性の可能性から除外していきます。具体的には、心嚢水が溜まっていないかと、さらに右室が拡大しているかどうかを見ます。

SLIDE 17

左室拡大と左室収縮能の評価

		左室収縮能 ↑	左室収縮能 ↓
左室拡大	あり	● 慢性逆流弁膜症 ● 先天性シャント疾患 ● 高心拍出量症候群	● 拡張型 or 二次性心筋症 ● 進行した慢性心不全
	なし	● 高度大動脈弁狭窄症（AS） ● 閉塞性肥大型心筋症（HOCM） ● 急性弁膜症 ● 高心拍出量症候群	● 急性冠症候群（ACS）：多枝疾患 ● 急性冠症候群（ACS）：左冠動脈主幹部（LMT）病変 ● 急性心筋炎

「左室拡大なし×左室収縮能低下」には要注意

　左室拡大と左室収縮能は、心原性であった場合、何が原因なのかをより詳細に見るうえで重要な評価です。前述したTTEは、心疾患の鑑別の意味合いが強く、左室サイズと左室収縮能という部分で言うと、左室の収縮能が正常亢進しているのか、あるいは低下しているのかということや、左室拡大の有無を評価します。それらを表のように組み合わせていくことで、心疾患の鑑別に役立ちます。

　表の中でも特に重要なのが、左室拡大がなくて左室収縮能が低下していることを示す緑色のエリアです。急性冠症候群の左主幹部病変や、急性心筋炎が起こっていると考えられます。左室が拡大していないというのは、要するに、それまでに代償されていないということを意味します。リモデリングがなかった状態でいきなり収縮能が低下しているということなので、急性のポンプ失調という可能性が高くなります。ですから、このエリアには注意が必要です。

3. POC 肺エコー

鈴木昭広(東京慈恵会医科大学 麻酔科学講座 教授)

■ PROFILE
1992年 旭川医科大学卒業
同 麻酔科・救命センター、旭川赤十字病院を基地とする
道北ドクターヘリフライトドクターなどを経験
2016年より現職
「気道確保、超音波、医療安全、感染制御を中心に後進の指導にあたっています。
医者は職業ではなくて人生。医師免許をもっともっと有効活用できる医者になりたいものです」

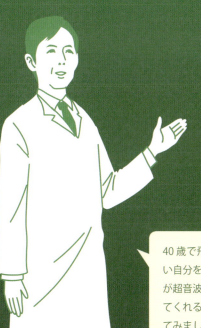

■ DOCTOR'S COMMENT

40歳で飛び込んだ救急の世界で、できない自分を少しは使える医者にしてくれたのが超音波。患者だけではなく医者をも助けてくれる心強い味方を、まずは気軽に使ってみましょう。 US saves us !!!

General POCUS

SLIDE 1

急性期の肺エコー

- 呼吸の異常を検索するために聴診をする。
- 同様に、手軽に肺をエコーで観察して低酸素血症などの原因を探るのが急性期肺エコーである。
- 診断対象は、気胸、胸水、sonographic interstitial syndrome など。
- 肺炎や無気肺、胸膜炎などを探すこともある。
- 横隔膜機能の評価も最近のトピックスである。
- はじめは聴診気分で手軽に、次に気になるところを重点的に見て全体像を把握する。

肺エコーは、かんたん！
・聴診気分で「あてて、見る」だけ！
・見た目で勝負
・面倒な計測、一切なし！

聴診器気分で肺エコーの活用を！

　呼吸の異常を検査するために聴診を行いますが、急性期の肺エコーはこれと同様で、低酸素血症や呼吸困難の患者の病態判断に役立つ手軽な肺の観察方法だと考えてください。

　肺エコーによる診断の対象はさまざまなものがあります。ベーシックなものとしては、気胸、胸水、sonographic interstitial syndrome（SIS）がありますが、外来や在宅では、肺炎や無気肺、胸膜炎を探すこともあります。近年では、肺エコーを使った横隔膜機能の評価に注目が集まっています。

　肺エコーは、数々の超音波検査のなかでもいちばん気軽に取り組むことができるので、聴診器をあてるのと同じような感覚でプローブをあててみてください。そして、気になったところがあれば詳しく見ればよく、面倒な計測も必要なく、映し出された画像だけで判断できる、それが肺エコーです。

SLIDE 2

肺エコーの仕組み

- 超音波は空気にあたるとほぼ100%反射する。
- これは、生体と空気間の音響インピーダンス差が極めて大きいため。
- 結果的に、健常肺では臓側胸膜より深部には超音波は進入できず、反射し、高輝度線状陰影である胸膜エコーコンプレックスを呈し、その深部はアーチファクトとなる。
- 逆に、肺の含気が減るにつれ、超音波は深部に到達する。
- 含気の低下だけではなく、水分、タンパク、血液、その他が肺実質に蓄積していくと、密度が増し、超音波の進入を許すことになる。
- このため、肺エコーは実像と虚像が入り乱れ極めて多彩な所見を示す、肺の密度計といえる。

肺エコーは、肺の密度計

　超音波は空気に当たるとほぼ100%反射されます。これは、生体と空気のインピーダンス比が非常に大きいため、両者の境目で超音波が跳ね返ってしまうためです。

　健康な肺は含気量が多く、すなわち臓側胸膜より深いところには空気が溜まっていて、超音波は進入できません。超音波は臓側胸膜で反射されます。結果、臓側胸膜の表面部分で高輝度の線状陰影である胸膜エコーコンプレックスが描出され、その深部はアーチファクトになります。

　逆に、病気が進行して肺の中の空気がどんどん減ってきた、あるいは肺に水やタンパクといった余分なものが混ざってきたとします。含気の低下だけではなく、水やタンパク、血液など、肺実質にいろいろなものが蓄積してくると肺の密度が高くなります。そうすると肺の中に超音波が進入できるようになります。ですから、肺エコーというのは実像と虚像が入り乱れて、極めて多彩な所見を示す密度計として機能していると考えてください。

POINT!

　肺エコーFLUS（focused lung ultrasound）は、呼吸困難や低酸素血症に対して迅速に主要な病態を見出すためのツールです。肺の密度計として、従来は忌み嫌われてきたアーチファクトを利用することが特徴です。

SLIDE 3

肺エコーの守備範囲

```
100%反射 ←    超音波    → 100%通過
```

水　タンパク、線維、血液、痰、コラーゲン、無気肺

空気

気胸　健常肺　sonographic interstitial syndrome　alveolar syndrome　胸水

100%反射から100%通過まですべてを観察可能

　胸水は「エコーフリースペース」と言われるように、超音波を完全に通します。対する空気の塊、そのなかでも極めつけとも言える気胸については超音波を100%反射します。両者の中間領域にあるのが健常肺です。健常肺には空気がたくさんあり、血管や間質の水分も少し含まれた状態ですが、空気にはばまれて超音波は深部に届きません。これが病的になっていくと、肺の中に水分やタンパク、線維、血液、痰、コラーゲンなどが増えていき、通り抜ける超音波も増えていきます。これがさらに進むと肺胞病変が主体になり、全部つぶれると胸水・無気肺になります。このとき、超音波は100%通り抜けます。

SLIDE 4

肺エコーの設定

観察対象に応じて使い分ける

使用プローブ

リニア	浅い胸膜観察に優れる
セクタ	深部観察に優れる
コンベックス	浅め〜深めまでそこそこに
マイクロコンベックス	リヒテンシュタインお勧め

プリセット

- 最近のもの以外では肺の設定はない機種が多い
- 胸膜は白く（高輝度）
- 音響陰影は黒く（低輝度）

1本ならコンベックス、2本ならリニアとセクタを

　プローブは、観察対象に応じて使い分けます。リニアプローブは浅い胸膜の観察に優れているので、胸膜の変化を見たいときにお勧めです。逆に深い部分を見たいとき、例えば奥のほうに胸水が溜まっているときなどは、セクタプローブやコンベックスプローブがお勧めです。リニアプローブは6cmぐらいまでしか超音波が届かないので、深い部分を見るのには適していません。

　マイクロコンベックスというプローブもあります。これは、フランスのリヒテンシュタイン先生が推奨しているプローブで、プローブが1本しか用意できないときはマイクロコンベックスがいいでしょう。しかしながらこのプローブはまだ日本ではあまり普及していません。そのため日本では、1本しか用意できないときはコンベックスを、2本選べるなら、リニアとセクタがよいでしょう。

　設定ですが、最近のエコー装置はプリセットに肺の設定が含まれていることが多いですが、少し古い機種になると肺の設定は含まれていません。肺の設定がない場合は、胸膜を見たいときは高輝度にしてしっかり白く映るように、かつ骨の裏側の音響陰影がしっかりと黒く映るように設定します。

SLIDE 5

スキャンゾーン

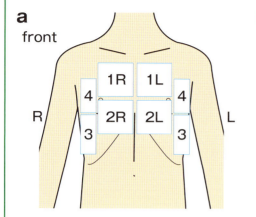
a front

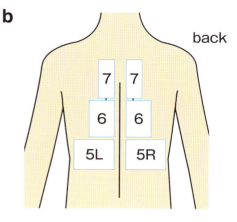
b back

- 世界的に定められたコンセンサスはない。
- 前面は大まかに前胸部と側胸部を頭尾側に分け、左右で合計8ゾーン（a）。
- 呼吸苦などで仰臥位にしかなれない患者ではこれで十分。
- 坐位を取れる患者では背側を上中下の3×左右6ゾーン追加する（b）。
- まず全体像をざっと把握して、気になる部分は詳細に観察する。

前面と側面で8ヵ所、背側で6ヵ所が理想

　プローブをあてる場所は、体の前面を上下と左右、4ヵ所に分けます。さらに側面を上下に分けますが、側面は左右にあるので合計4ヵ所になります。よって、全部で8つのゾーンにあてることになります（a）。

　私は麻酔科医・救急医なので、対応する患者は基本的には寝ている人ばかりです。そのためプローブを当てるのは前面だけというケースがほとんどです。しかし、内科の外来や総合診療であれば、坐位が可能で背面を観察できるケースもあるでしょう。そういった場合は、背中を上中下の3つに分け、さらに左右に分けた合計6ゾーンを観察するといいでしょう（b）。

　スキャンゾーンについては、まだ世界的に定められたコンセンサスはありません。ここで紹介したのは、POCUS研究会が提唱している1つの例です。いずれにしても、まずは聴診器をあてる感覚で全体を大まかに把握して、気になる部分があったらその箇所を詳しく観察するようにします。

SLIDE 6

基本ビュー「Bat sign」

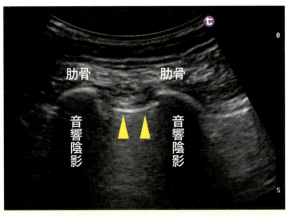

- 胸壁には筋肉などもあり、軟部組織内の水平の線状陰影は胸膜とまぎらわしい。
- 肋骨にあえて直交するようにプローブをあてることで、肋骨を描出し、胸膜エコーコンプレックス（△）を認識しやすくするためにこの Bat sign が基本ビューとなる。
- 呼吸性に胸膜が水平方向に動くものを lung sliding、心拍動に伴い細かく振動する様子が lung pulse である。

肋骨をあえて映し出すことから胸膜エコーコンプレックスを見つけ出す

　まず注目すべきは肋骨です。肋骨に直交するようにプローブをあてることで、画像に示したように肋骨が 2 本白く映し出されます。するとその下に、黒く音響陰影が見えます。

　肋骨と肋骨の間には肋間筋があります。そのため、エコー画像では、白く映し出された 2 つの肋骨を結ぶ場所に肋間筋があることになり、その下に白い高輝度の線状陰影が映し出されます（△）。これが胸膜エコーコンプレックスと言われるもので、壁側胸膜、生理的胸水、臓側胸膜が合わさって一つの線として映し出されています。この 3 つは、最近の高性能のエコーでは見分けることができるようになってきました。とはいえ、まずはざっくりと、「肋骨の間にある白く光る線を見る」という考え方でかまいません。

　どうしてこのような見かたをしているのかというと、画像を見るとわかるように、たくさんの白い線が映し出されるので、どれが胸膜かを見分けにくいからです。これは、胸壁には筋肉などがあって、軟部組織内の水平の線状陰影が映し出されるためです。そこでまずは肋骨をはっきりと映し出し、その位置から胸膜を探っていくのです。基本ビューにあるように、胸膜を見るために肋骨をあえて映し出すことが、初心者には非常に有用なのです。

　胸膜エコーコンプレックスを見つけたら、それが水平方向に動く様子に注目してください。これは lung sliding と呼ばれる動きです。また、心臓の鼓動に合わせて小きざみに振動する様子もわかるはずです。これが lung pulse と呼ばれている動きです。

SLIDE 7

所見① A-line

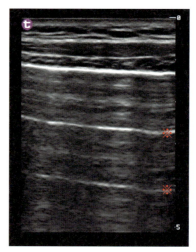

- A-line（※）は空気による臓側胸膜での反射波がプローブに戻って再反射し、その超音波がまた胸膜で反射し・・・を繰り返してできる多重反射アーチファクト。
- 含気が良好なことを示すが、気胸でも認めるため、lung sliding/pulse を伴うかどうかが重要。

等間隔で深部までずっと繰り返される白い線

基本ビューがわかったら、その他の所見を見ていきます。

A-line は、白い線が等間隔で深部までずっと繰り返し映る所見です。A-line は含気がよい肺の特徴ですが、気胸の場合も A-line を認めます。そのため、基本ビューで見ることができる lung sliding や lung pulse の有無が重要になります。

A-line ができる仕組み

まず、空気の塊に超音波が当たって胸膜面で反射します。反射した超音波はプローブへ向かって戻っていきます。すると今度は、プローブで超音波が反射します。プローブで反射した超音波は再び胸膜面で反射し……という「多重反射」が映像として描き出されると、A-line のようになるのです。

SLIDE 8

所見② B-line

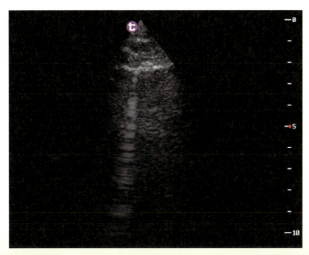

- B-line は胸膜に起始し、深部まで減衰せずレーザー光様に伸びるアーチファクト。
- 成因は不明。Ring down artifact 説、多重反射説がある。
- 肋間に1～2本なら正常範囲。3本以上は異常と考える。

深部まで減衰しないレーザー光のようなアーチファクト

　B-line は、胸膜から起こって深部まで減衰しないまま、レーザー光のようにずっと深く伸びるアーチファクトのことです。B-line が見えたからといって、必ずしも異常があるというわけではありません。一肋間に1～2本の B-line は正常範囲です。ただ、3本以上になると何かがおかしいと考えます。仰向きに寝て検査をすると、体の水分が重力にしたがって背中側に行きます。そのため、若い人でも背中側に近づくと1～2本の B-line が見えることがあります。しかし、基本的に体の前面で見えることはありません。ですから、前面で複数の B-line が見えるようであれば明らかにおかしいと考えます。

　B-line ができる仕組みは、はっきりとはわかっていません。Ring down artifact 説や多重反射説が唱えられています。

　A-line、B-line という名称については、最初の考案者であるリヒテンシュタイン先生が単に A、B とアルファベットを振り分けただけで、胸部X線の Kerley's A-line や B-line などとは何の関係もありません。

SLIDE 9

所見③ Comet-tail

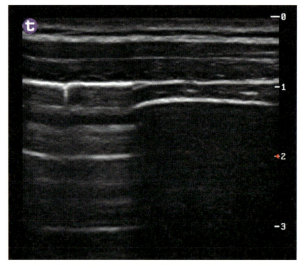

- 胸膜に起始して深部に伸びるがすぐに減衰する短い垂直方向のアーチファクト。
- 胸膜の不整な部分に認められるが、**病的意義はなく**、むしろ sliding や pulse の目印として利用される。

胸膜の動きの有無を判断できる

Comet-tail は、B-line と同じように胸膜から起こる縦の線です。ただし B-line と違って、すぐに終わってしまいます。Comet-tail に病的な意味は何もないと言われています。Comet-tail は胸膜ででこぼこする面に発生するので、そのことに注目し、「胸膜が動いている・動いていない」という判断に活用することができます。

以前、B-line のことを、特に循環器内科の医師が lung comets とか commet sign、あるいは commet tail sign と呼んでいたことがありますが、これとは違うので注意してください。B-line というと、胸部 X 線の所見である Kerley's B-line と混同するので、sonographic B-line と呼ばれることもあります[1]。

SLIDE 10

所見④　seashore sign

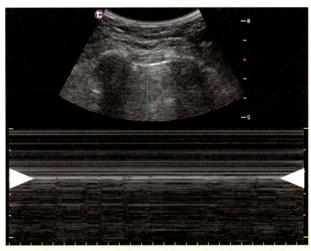

- 健常肺でMモードを使うと、軟部組織は動きが少なく水平線に、胸膜エコーコンプレックスより深部はアーチファクトのゆらぎにより砂粒をちりばめたように観察される。
- あたかも波打ち際のような画像が得られるためseashore signと呼ぶ。

Mモード時に現れる波と砂浜のような模様

　Seashore signは、健常肺をMモードで見たときに認められる所見です。Seashore signの観察にはまず、基本ビューを映し出します。基本ビューで胸膜部分、すなわち肋骨と肋骨を結んだ部分の下にある白く光る箇所を見つけたら、そこにカーソルを当ててMモードのスイッチを押し、横に時間軸を取ります。このときに映し出されるのがseashore signです。

　横に時間軸を取ると、動きの少ない軟部組織は水平な線として描かれます。対する肺の部分、すなわち胸膜よりも深部はlung slidingやlung pulseでゆらゆら揺れているので、砂粒を散りばめたように描出されます。この様子が波と砂浜に見えることから、seashore signと名付けられました。

SLIDE 11

所見⑤　curtain sign

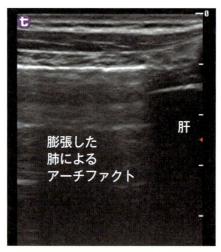

- Lung sliding を側胸部の胸腹腔境界部で観察したもの。吸気で膨張する肺が腹腔内臓器を尾側に追いやり、呼気で復位するさまが、あたかも画面にカーテンがかかるように見えることからこう呼ばれる。
- 観測肺に換気が行われていることを示す。

肺の換気を示すカーテンの開閉のような動き

　Curtain sign は側胸部にプローブをあて、胸腔と腹腔の境界線を描出することで観察できるサインです。画像では、左が頭側で右が足側ですので、画面の左には肺があり、右には肝臓があることになります。呼吸すると、息を吸ったときには吸気で肺が膨らみ、肝臓は右へ押しやられて画面から消えます。反対に、息を吐いたときには呼気で肺がしぼみ、肝臓は左へと戻って画面へ入ってきます。このように白く高輝度の肺部分の陰影が画面に出入りする動きが、あたかも画面にカーテンをかけるように見えることから、curtain sign と呼ばれています。Curtain sign は肺の換気が行われている証拠になります。

SLIDE 12

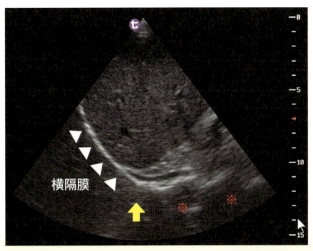

所見⑥　spine sign（陰性）

- 側胸部から肝臓を経由して脊椎方向を観察すると、実質臓器経由では脊椎の高輝度陰影とその深部の音響陰影が観察できるが、胸腔は肺内の空気に阻まれて脊椎の陰影が途絶える（⬆）。
- これは spine sign 陰性の所見で、胸水がその部位にないことを示す。

胸水の有無を知る手がかりに

　Spine sign は、側胸部にプローブをあて、肝臓や脾臓を経由して背骨まで見通すことで観察できるサインです。

　肝臓をはじめとした実質臓器は超音波をよく通します。ですから、側胸部からプローブをあてると実質臓器のずっと奥にある下大静脈や脊椎が映し出されます。これが正常な状態です。また、肺の部分には空気がたまっていて超音波を通しませんので、その後ろにある脊椎（※）は見えなくなります。この境目となるのが横隔膜です。

　画像を見てみると、白く波々とした様子で見えている脊椎が、⬆で示した部分を境にして途絶えています。この△〜⬆までの部分が横隔膜であり、そこから深部は含気のたくさんある肺だということを示しています。これが spine sign 陰性の所見で、その部分には胸水がないことを意味しています（△の深部）。

　画像では、左下のほうにアーチファクトが映っているのがわかるでしょうか。これは、横隔膜が強反射体として作用した結果です。空気との境目にある横隔膜は強反射体となり、ここを境目にして超音波が反射します。反射した超音波は肝臓の方向に戻っていきます。その様子を機械が「ここに肝臓がある」と勘違いして、左下、すなわち横隔膜の反対側に肝臓の情報を映し出すのです。こうやってできたアーチファクトのことを mirror-image artifact と言います。Mirror-image artifact もまた、横隔膜の反対側に空気をたくさん含んだ肺があることを示す証拠になります。

SLIDE 13

気胸① 見え方・判断の仕方

- 気胸は空気の塊であり、超音波は反射する。
- 胸膜エコーコンプレックスを形成する壁側胸膜と臓側胸膜の間に空気が介在するため、壁側胸膜までしか観察できなくなる。
- 結果、高輝度線状陰影は壁側胸膜のみを示し、lung sliding/pulse を呈さない（気胸を示唆する所見）。
- M モードでは stratosphere sign となる。
- 確定診断には気胸と含気肺の境界部である lung point を見出す必要がある。
- 観察のポイントは、空気がたまりやすい上方から検索すること。また、プローブをあてている部分しか判断できないことに注意する。

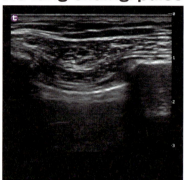

No lung sliding/pulse

lung sliding と lung pulse を認めないときは気胸の疑いあり

　気胸は空気の塊ですから、超音波は当然反射します。気胸では、胸膜エコーコンプレックスを形成する壁側胸膜と臓側胸膜の間に空気が入り込むので、超音波は壁側胸膜まで行ったら跳ね返ってしまいます。そのため、気胸では肺の表面である臓側胸膜を観察することはできません。気胸のときに観察できるのは壁側胸膜までです。結果、高輝度線状陰影は壁側胸膜のみを示し、しかも、lung sliding や lung pulse といった動きを示しません。これらの「動きがない」という情報は、気胸の可能性を示す所見になります。確定診断のためには、lung point と言われる、気胸と含気の肺の境界を探します。

　観察ポイントは、空気がたまりやすい前面から検索することです。側臥位だったら当然上になっているほう、坐位の人だったら肺尖に近いところで観察すればよいということになります。

　スライドの画像にも、基本ビューで説明した Bat sign（45 頁）が出ています。胸膜エコーコンプレックスも白く映っています。ところが先ほどの正常所見のときと違って、胸膜エコーコンプレックスはまったく動きません。Lung sliding や lung pulse が認められない、まったく動いていないただの白い線なのです。これを見たら「おかしい、気胸ではないだろうか」と考えます。

SLIDE 14

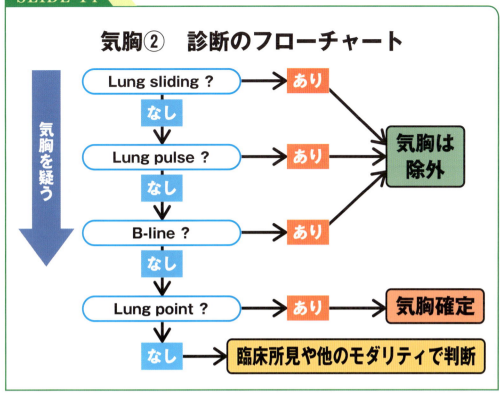

lung point があれば気胸が確定

①まず、lung sliding があればその瞬間に「ここには気胸はありません」と言い切れます。

②もしも lung sliding がなければ、lung pulse に注目してください。Lung pulse があれば気胸は除外できます。

③lung pulse も認められなければ、B-line を見ます。B-line 特有の縦の線が見えていれば、そこには臓側胸膜が存在していることを示唆しますので、気胸なしと判断できます。逆に、B-line が認められなければ、気胸の可能性がまた上がります。

最終的には lung point が見つかれば気胸と確定します。一方、すべての所見がなければ臨床所見や他の診断ツールを使って判断することになります。

SLIDE 15

気胸③　stratosphere sign

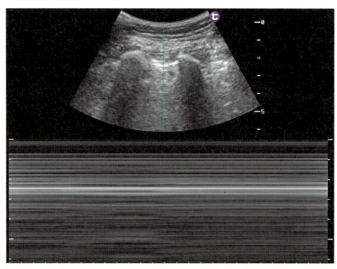

- 気胸部にMモードを使うと、軟部組織までの水平線状陰影が胸膜エコーコンプレックスよりも深部にも出現し、全体が横線の集まりとなる。
- 成層圏を意味するstratosphere signと呼び、気胸を疑う所見となる。

気胸を示唆するバーコードのような横線の集合体

　Mモードで見ると、気胸が認められるときは「stratosphere sign」が現れます。Mモードで横軸に時間を取ると、動きのない部分はまっすぐな横線になります。軟部組織は動きがありませんから、横線が現れます。さらに、気胸では胸膜エコーコンプレックスよりも奥の部分も動きません。そのため、ここにも横線だけが現れます。結果、全体が横線の集まりとなり、まるでバーコードのようです。正式な名称としては「成層圏」を表すstratosphereという言葉があてられており、「stratosphere sign」と呼ばれています。

SLIDE 16

気胸④　Mモードで見た気胸の有無

a
気胸あり（stratosphere sign）

b
気胸なし（seashore sign）

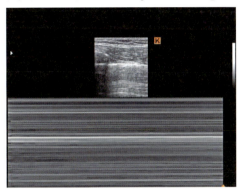
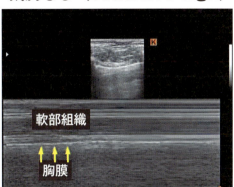

成層圏は気胸あり、砂浜は気胸なし

　Mモードを見比べてみましょう。a が stratosphere sign が現れている気胸の肺、b が正常な肺です。b は a と違って横線が胸膜の深さで終わっており、胸膜より深部では砂浜のようになっています。これは正常な肺の所見である seashore sign です。軟部組織の部分は横線で、胸膜エコーコンプレックスより深部は動きがあるから砂浜のようになるのです。見比べてみると明らかに違いますね。

SLIDE 17

気胸⑤　lung point

a　エコーで見た lung point

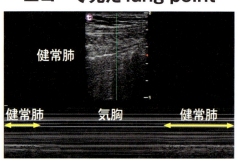

b　体内で見た気胸

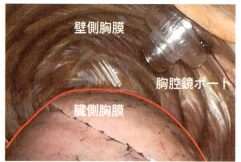

- Lung point は気胸の部分に、吸気で膨張した肺が入り込み、壁側胸膜に接する際に起こる。
- Mモードを用いると、seashore sign と stratosphere sign が交互に出現する。
- 臓側胸膜の陰影を吸気時に認め、呼気時に認めなくなる。

Lung point では健常肺と気胸肺の所見が交互に繰り返される

　Lung point は、気胸肺と健常肺との境目のことです。エコーでは、プローブの真下に来たときに気胸肺が現れます。Mモードで見てみると健常肺の所見である seashore sign と、気胸肺の所見である stratosphere sign が交互に繰り返し現れます（a）。

Lung point は気胸の一番端の部分

　どうしてこのような現象が起こるかを知るために、気胸を体内から見てみましょう。b は手術のために壁側胸膜と臓側胸膜の間に隙間をつくった状態です。いわば、わざと気胸にした状態です。この状態のとき、外からの超音波は壁側胸膜の下にたまっている空気に跳ね返されてしまい、臓側胸膜を見ることはできません。よって、超音波の画像からは胸膜の動きが消えてなくなります。

　Lung point とは、赤線（b）で示した気胸の一番端の部分のことです。この部分では、息を吸って吸気で肺が膨らむと、離れていた臓側胸膜が壁側胸膜にくっつきます。このとき、エコーは健常肺としての画像を捉えます。次に、息を吐くと肺がしぼみ、再び臓側胸膜は壁側胸膜から離れます。気胸状態に戻るので、エコーは気胸の画像を映し出します。この様子が、seashore sign と stratosphere sign の繰り返しであったり、胸膜エコーコンプレックスの動きが見えたり消えたりという現象として映し出されるのです。

SLIDE 18

胸水

- 胸水は胸腔内に貯留した液体のこと。
- 胸水は無エコーなものから、内部に高輝度成分を含むものまで、さまざまに観察され得る。
- 超音波所見だけで内容（血液、滲出液など）を判断することは基本的には困難であり、臨床所見などとの照らし合わせが重要である。
- 確定診断は穿刺により行われる。
- 胸水貯留に伴い、肺は虚脱し、肝臓のような実質臓器様に観察されることから、虚脱した肺の所見をhepatization、あるいは tissue-like sign と呼ぶ。

Spine sign と tissue-like sign

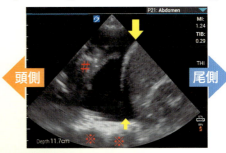

- セクタプローブで観察した胸水。
- 右側に脾腎境界があり、横隔膜より頭側に無エコーの胸水を認める。
- 頭側には虚脱し、内部に高輝度点状陰影を伴う無気肺（#）を認め、また深部には脊椎表面の高輝度エコーと音響陰影（※）を認める（spine sign 陽性）。

胸水と spine sign

肺がつぶれて tissue-like sign が現れる

　胸水は、胸腔内に液体が貯留している状態のことです。無エコーなものから内部に高輝度成分を含むものまで、胸水にはさまざまなものがあります。ですので、エコー所見だけでは貯留している液体が血液なのか滲出液なのかなどといった、胸水の内容を判断することまではできません。判断するためには穿刺による内容物の確認が必要です。

　胸水の貯留に伴って、肺はどんどんつぶれて無気肺になります。するとエコーでは、肺は肝臓などの実質臓器や組織の塊のように映ります。このように肺がエコーに映し出されるようになった所見のことを hepatization または tissue-like sign と呼びます。

　図は実際のエコーの画像です。左側が頭側、右側が尾側です。⇧で示した縦に白く映っているものが横隔膜です。その右側には肝臓や腎臓が映っています。横隔膜の頭側に映っている黒い部分が胸水、その頭側に潰れた肺（#）がみえています。

Spine sign が陽性になり脊椎が映し出される

　51 頁で spine sign の説明をしました。横隔膜を境にして、尾側では映っていた脊椎が頭側、すなわち肺の後ろでは映らなくなるというサインが spine sign の陰性で、胸水がないことを表していました。これが胸水になると、画像のように横隔膜よりも頭側でも白いでこぼこ、つまり脊椎が映し出されます。これは胸腔内をエコーが通り抜けたことを意味しています。なぜエコーが胸腔内を通り抜けることができたかというと、胸水があるからです。これが spine sign 陽性の状態です。

SLIDE 19

Sonographic interstitial syndrome（SIS）

- SIS は肺内密度が何らかの要因により増加し、含気成分が減少していく状態。
- 心原性肺水腫、ARDS、肺線維症、肺挫傷など、さまざまな要因で起こり得る。
- 主要初見は B-line の増加で、一肋間あたり3本以上の「多発 B-line」を呈する。
- 限局的に多発 B-line を認めるだけでは SIS ではない。それは単なる局所的多発 B-line である。
- 多発 B-line が、両側で2ヵ所以上のゾーンで観察される場合は「びまん性（diffuse）の多発 B-line」と呼び、この場合に SIS と診断する。

多発 B-line

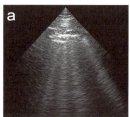 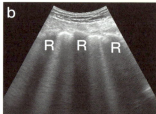

- a はセクタ、b はコンベックスで観察された多発 B-line。一肋間に3本以上認める。
- 胸膜に起こり、深部まで減衰せずにレーザー様に伸びている。b では B-line 同士が癒合傾向にあり、全体が光のカーテンのように観察される。R は肋骨の音響陰影。
- 重要なのはびまん性（両側2ゾーン以上）＝ SIS か、限局性かを判断すること。

肺内の密度が濃くなり、含気成分が減少する SIS

　SIS は、肺内の密度がどんどん濃くなって、含気成分が減少していく状態のことです。SIS の要因にはさまざまなものがあり、例えば急性呼吸窮迫症候群（acute respiratory distress syndrome：ARDS）やうっ血性心不全などで間質に水がたまることも要因として挙げられます。

SIS の主要所見

　SIS の主要所見は、B-line が増えることです。胸膜から始まって深部までレーザー光のように伸びる B-line は、一肋間に1～2本は正常範囲です。これが SIS になると、一肋間に3本以上を認めるようになります。この所見があれば SIS を疑います。ちなみに、一肋間に3本以上の B-line があることを「多発 B-line」と呼びます。多発 B-line を認めても、それですぐに SIS と診断するわけではありません。SIS と診断するのは、多発 B-line を両側で2ヵ所以上のゾーンで認めたときです。これを「びまん性の多発 B-line」と呼び、SIS と診断できる所見です。

一肋間に3本以上の B-line が見える「多発 B-line」

　a はセクタプローブ、b はコンベックスプローブで観察しています。いずれも、一肋間に3本以上の B-line が見えます。b の画像では、B-line 同士がくっついて全体が光のカーテンのように見えます。この画像を見た段階で SIS を疑い、そのうえで、両側2ヵ所以上のゾーンで同様の多発 B-line が観察される、びまん性の多発 B-line であることを判断することが重要です。

4. POC 腹部エコー

畠 二郎（川崎医科大学 検査診断学 内視鏡・超音波部門 教授）

■ PROFILE
1985年自治医科大学卒業
出身県である広島県で僻地医療に従事し、2003年より川崎医科大学
「専門は消化器内科ですが、僻地中核病院や診療所での幅広い臨床経験が現在の超音波診断に非常に役立っています。腹痛の患者が日本中のどこの医院に受診しても、エコーで素早くかつ的確に診断がなされる日が来ることを夢見ています」

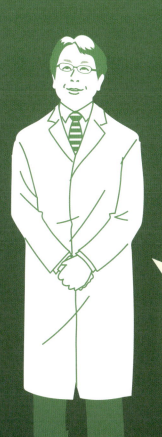

■ DOCTOR'S COMMENT

臨床医にとってPOCUSは必須です。細かなお作法は忘れて結構！まず患者を診ること、次にプローブを当ててみること。何かが見えているはずです。エコーの力は臨床の力、正しい臨床推論なくして有効なPOCUSなし！

General POCUS

SLIDE 1

POCUS プロトコル（案）
以下を5分以内で行う

①心窩部縦走査
- 大動脈および CA、SMA
- 肝左葉被膜直上の FA
- 下大静脈径と collapsibility
- 膵およびその周辺
- 胃・十二指腸

②右肋間走査
- 胆嚢・胆管
- 肝被膜直上の FA

③右側腹部縦走査（※5章参照）
- 右腎
- モリソン窩の腹水

④右腹部横走査
- 上行結腸
- 腹横筋・腹斜筋群

⑤下腹部正中縦走査
- 膀胱
- ダグラス窩の腹水
- 回腸
- 子宮・卵巣

⑥左腹部横走査
- 下行結腸・空腸
- 腹横筋・腹斜筋群

⑦左側腹部縦走査
- 左腎
- 脾臓
- 膵尾部

⑧腹部正中横走査
- 腹直筋
- 尿膜管遺残
- 小腸

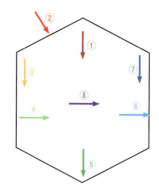

観察すべき箇所を定めた POCUS プロトコル

　急性腹症の POCUS については、プロトコルの策定を行っているところです。

　POCUS を行うにあたっては、検査者の多くは医師ですので、事前に診断の仮説を立てるはずです。そして、その仮説に基づいて必要な箇所をエコーで見ていくと思います。もちろんそれでも構わないのですが、仮説があやふやなときもあります。そこで、「ひと通り、ここを見ておこう」という箇所を定めたのがこのプロトコル案です。心窩部正中（①）から始まって、順に右肋間（②）、右側腹部（③）、右腹部（④）、下腹部正中（⑤）、左腹部（⑥）、左側腹部（⑦）、そして腹部正中（⑧）と、8ヵ所あります。順番通りに動かしていくと、数字の6を書くようなイメージになります。

臨床の力を磨くことで、超音波は100％に近い診断が可能

　この8つの走査で急性腹症はある程度カバーできます。このとき、どの走査で何が見えるかを把握しておくことが大切です。また、それぞれの部位の「正常」を知っておくことが、「異常」を判断するためには重要です。さらに、診断をするためには各疾患の典型像を知っておく必要があります。

　超音波は、使いこなせばかなりの診断ができます。急性腹症の多くは超音波で診断が可能です。ただし、これは臨床の力に依存します。検査者が臨床の力を磨くことで、超音波はその期待に応えてくれると思います。

SLIDE 2

心窩部縦走査（①の走査）で発見される症例

a　腹部大動脈解離

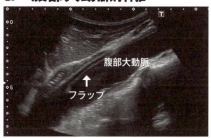

b　下大静脈とその呼吸性変動

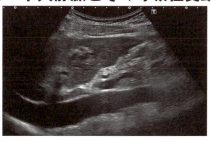

ヒントを見逃さない!!

腹部大動脈解離

aは胸部痛を訴えてやって来た60代男性のエコー画像です。フラップ（↑）があり、大動脈解離ということがわかります。検査前の仮説を考えるうえでは、胸腹部痛がヒントになります。この患者の場合は胸痛があったので、動脈解離を疑いました。①の走査を行えばこの症例であれば1秒で診断を決めることができます。

下大静脈とその呼吸性変動

bは急性腹症ではなく、食思不振を訴えている60代男性のエコー画像です。肝臓と膵臓、少しだけ胃が映っていますが、それらにはまったく異常は見受けられません。ところが、下大静脈（inferior vena cava：IVC）の呼吸性変動がかなり低下していて、少し径も張っていることがわかるでしょうか。こういった点は、肝臓ばかりを見ていてもなかなか気づけません。食思不振をヒントに、予測を立てたうえでエコーで見ることで気づくことができるのです。変化に気がついたら、プローブを左上のほうにtiltingします。すると心臓もある程度見えてきて、心不全であることがわかるはずです。ちなみにこの患者のようなケースでは、胃カメラをされることが結構あります。患者にとってはひどい苦痛ですので見落とさないように注意しましょう。

POINT!

①の心窩部縦走査について、スライド1に挙げたすべてを見ると時間がかかります。患者の様子を見ながらあらかじめ必要な観察箇所を決めておき、そこに的を絞って見てもよいと考えます。

SLIDE 3

心窩部縦走査（①の走査）で発見される症例

c　膵周囲の fluid collection

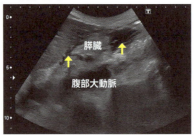

d　胃潰瘍穿孔

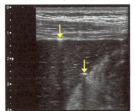
d-1　フリーエアー

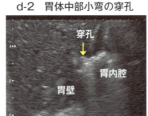
d-2　胃体中部小弯の穿孔

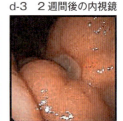
d-3　2週間後の内視鏡

ルールアウトに要注意!!

膵周辺の fluid collection

c は教科書的な急性膵炎の症例です。この場合は膵臓そのものを見るよりも、周囲の変化を見ることが大切です。浮腫や fluid collection（液体が貯留した状態）を見ます。これらがあれば急性膵炎だということがすぐにわかるでしょう。ただし、こういったわかりやすいケースはあまりありません。急性膵炎は、早期に適切な初期治療を行うことで予後が変わります。「急性膵炎に該当する所見がないから、急性膵炎ではない」とルールアウトするのではなく、はっきりとした所見がなくても、急性膵炎を疑ったうえでの対応が大切になります。

胃潰瘍穿孔

d は上腹部痛を訴える 60 代男性のエコー画像です。①の走査を行えば 3 秒で診断できます。なぜかというと、突発発症の上腹部痛という時点で、穿孔とそれに伴うフリーエアー（↑）を想定しているからです（d-1）。また、①の観察では tilting をすると胃も見えますが、画像から胃体部が非常に肥厚して、穴が開いて外に胃液やエアーが漏れていることがわかると思います。これがわかった時点で胃潰瘍の穿孔と診断できます。フリーエアーが疑われるもののよく見えないときは、高周波プローブを使用してみてください。小さいフリーエアーも観察することができます。d-2 は実際の胃体中部小弯の穿孔です。この患者は保存的治療とし、2 週間後に内視鏡を行いました（d-3）。

SLIDE 4

右肋間走査（②の走査）で発見される症例

気腫性胆嚢炎

急性胆嚢炎
- 胆嚢腫大
- 壁肥厚
- sonolucent layer
- デブリ
- 結石
- 血流亢進…

特異度の高い所見は
sonographic Murphy's sign*

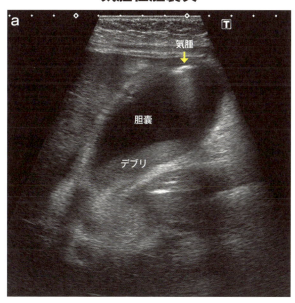
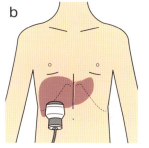

判断に悩むときはサインを参考に!!

急性胆嚢炎

a は急性胆嚢炎の症例です。急性胆嚢炎では、胆嚢が腫大する、壁が肥厚する、胆嚢壁が白く見える胆嚢壁 sonolucent layer、デブリエコー、胆嚢結石、血流亢進などの所見が見られます。ただ、これらの所見は他の病気でも見られますし、胆嚢炎の場合にこれらの所見がすべて見られるのかというと、必ずしもそうではありません。そのため、判断に悩むときがあると思います。そのようなときに参考にするのが sonographic Murphy's sign です（b）。Sonographic Murphy's sign がない場合は要注意で、胆嚢炎ではない可能性があります。

* sonographic Murphy's sign とは、胆嚢を描出しながらプローブによって胆嚢を圧迫すると、疼痛を訴えること。

POINT!

②の右肋間走査では、肝被膜直上のフリーエアーも見ましょう。この走査でなければ見えない場合もあります。

> **SLIDE 5**

右腹部横走査（④の走査）で発見される症例

a　細菌性腸炎（サルモネラ）

回盲部

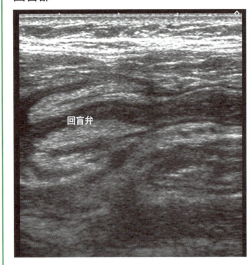

上行結腸

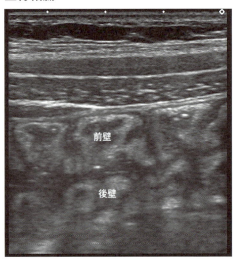

> **エコーで細菌が見えるわけではない!!**

サルモネラ腸炎

　上行結腸を見ると、aのような症例と出会うことがあります。まず、回盲部で回盲弁が見えてきます。ここでビューを上に上げていき、プローブを90°回転させると上行結腸の全体が見え、びまん性に肥厚していることがわかると思います。画像では、粘膜下層の浮腫を主体とする連続性びまん性肥厚が、右半結腸を中心に認められます。これがサルモネラ腸炎です。

　細菌性腸炎というのは、基本的に右半結腸の有意の肥厚として表現されます。実はエコーによる観察で原因の菌種を推測することもできますが、それは、「エコーで細菌が見える」という意味ではなく、あくまでエコーで映し出される分布や性状、リンパ節などを通じて菌種が類推できるという意味です。

SLIDE 6

右腹部横走査（④の走査）で発見される症例

b　急性虫垂炎

短軸像
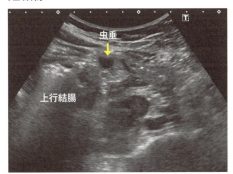

長軸像
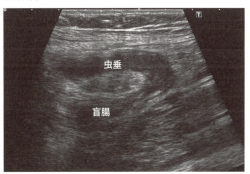

落とし穴に要注意!!

急性虫垂炎

bは心窩部痛を訴える30代男性のエコー画像です。この患者は前の晩にサバを食べていました。総合診療科で診察したところ、「アニサキス症の疑いあり」となりました。ところが、①の走査で胃と十二指腸を見ても、胃に異常はみつかりませんでした。アニサキス症の場合、多くは胃がものすごく腫れます。ところがこの患者ではまったく腫れていませんでした。不審に思い、④の走査で上行結腸を見ました。ところがここでも何も見えません。壁の肥厚も見当たりません。

さて、ここには「何も疑わずに見ている」という落とし穴がありました。基礎疾患がなさそうな男性に心窩部痛が生じたときは、虫垂炎の初期であることがあります。そのことを知ったうえで上行結腸を見れば、虫垂が腫れていることがわかります。④の走査では、そういうものを拾い上げることもできるのです。さらにここで高周波プローブを使えば、画像のように腫大した虫垂が見えてくるでしょう。

SLIDE 7

下腹部正中縦走査（⑤の走査）で発見される症例

a 尿膜管嚢胞感染

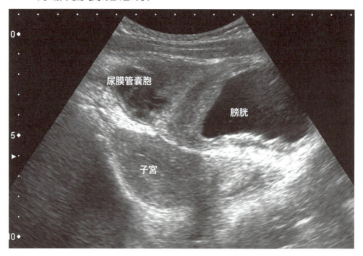

見えているのに見えていない!?

尿膜管嚢胞感染

　aは下腹部痛を訴えた20代女性のエコー画像です。子宮、腟、膀胱が見て取れると思います。これは非常に腹膜に近いところなので、大変な痛みがあります。ところがなかなか診断がつかないため「これは大変だ」といって運ばれてくることがあります。

　この症例は尿膜管嚢胞感染です。これほど大きな嚢胞が映っていても、診断仮説をもっていないと気づかないことが多いです。⑤の走査で見ているときに「怪しい」と思ったら、尿膜管嚢胞感染にも注意しておくようにしましょう。

SLIDE 8

下腹部正中縦走査（⑤の走査）で発見される症例
b　フリーエアーのない十二指腸潰瘍穿孔

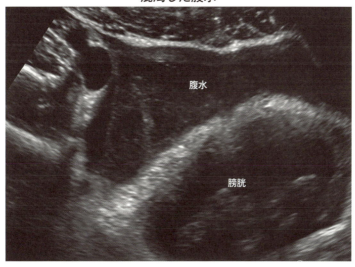

よくないサインを覚えておこう!!

フリーエアーのない十二指腸潰瘍穿孔

bは10代男性のエコー画像です。突然上腹部痛が起こり、その後、だんだんと右下腹部に移行したと訴えています。そのことから、虫垂炎だと類推しました。しかしながら、これは検査前診断の推測が間違っています。虫垂炎は確かに上腹部痛から下腹部痛に移行しますが、突然発症することはありません。対するこの患者の場合は、立っていたら突然上腹部が痛くなって、その痛みがだんだんと右の下腹部へ移行しました。ですから虫垂炎ではありません。

とはいえ、このケースでは虫垂炎を疑ったためCTを撮りました。すると、虫垂の周りに腫れを認めました。そこから紹介受診となり、エコーで観察したものがbの画像です。下腹部の正中に腹水があり、なおかつ混濁していることがわかります。このサインは大事で、よくないサインですので覚えておいてください。混濁が強い場合には、消化管穿孔や血栓があります。混濁が薄い場合はがん性腹膜炎、淡血性、絞扼性腸炎があります。混濁がまったくなければ、漏出性と判断できます。したがって、この患者のように混濁があって急性腹症を起こしているということは、非常に危険な状態にあるということになります。このようなときはもう一回、①の走査で観察します。①の走査でtiltingすると、十二指腸の前壁が肥厚して、真ん中にスパッと亀裂が入っている様子が見えてきます。すなわち十二指腸潰瘍穿孔です。なお、この症例の場合フリーエアーはありません。このように、発症早期に受診すると、フリーエアーがないことがあります。

SLIDE 9

左腹部横走査（⑥の走査）で発見される症例

一過性型虚血性大腸炎

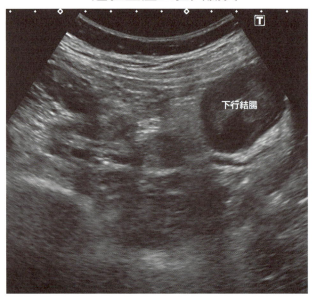

よく出会う疾患、要注意!!

一過性型虚血性大腸炎

　下行結腸は実は非常に見つけにくいのですが、それが画像のように肥厚すると見つけやすくなります。特に粘膜下層が著明に腫れるので、すぐに見つかるでしょう。本症は、典型的な一過性型の虚血性大腸炎で、出会うことの多い疾患です。若年でも発症することがありますので覚えておきましょう。

SLIDE 10

左側腹部縦走査（⑦の走査）で発見される症例
急性膵炎による左側の胸腹水

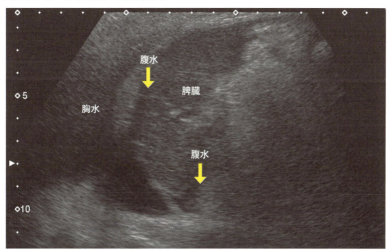

教科書的に異常はないのに異常!?

急性膵炎による左側の胸腹水

　スライド10は上腹部痛を訴えてやって来た80代女性のエコー画像です。⑦の走査で見たところ特に異常は見当たりません。脾臓も特に問題なさそうに見えますが、このような画像を見た場合、「脾臓がきれいに見えすぎている」と思ってください。

　では、なぜこのようにきれいに見えているかというと、"邪魔者"がいないからです。わずかな胸腹水があるということが、膵臓をスカッと見せている理由です。胸腹水が右側にはなく、左にあることもポイントで、次は①の走査で膵臓を狙ってみます。この膵臓は、教科書的にはまったく異常はありません。しかしながら、立派な急性膵炎です。ですから、①の走査で異常がなくても、急性膵炎のルールアウトだけは気をつけましょう。

　なぜこのようなことが起こるかと言うと、膵臓というのは、腹部臓器のなかで最も加齢性変化が強いからです。年齢とともにどんどん萎縮し、硬化します。すなわちこの患者にとっては正常値ではないけれども、一般的な基準値の範囲内に入っているということです。急性膵炎には要注意です。

SLIDE 11

腹部正中横走査（⑧の走査）で発見される症例

腹直筋損傷

a
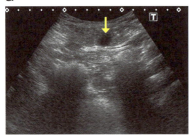
3MHz コンベックス

b
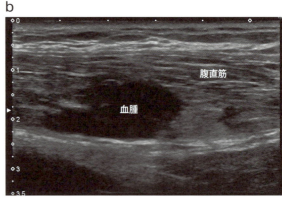
7MHz リニア

原因は意外なところに…

腹直筋損傷

　非常に元気な70代男性のエコー画像です。⑧の走査で見たところ大動脈に沿って椎体があり、最後に膀胱が見えます。診断仮説を立てていなければ見つけられないと思いますが、実はこの中に異常があります。超音波検査では、「描出はされているけれども見えない」ということがあります。

　aの画像を見るとときどき黒いものが出てきます（↓）。これが異常のサインです。これを認めたら、拡大した後に存在診断を確認し、高周波プローブを使うと腹直筋の中で断裂が起こり血腫があるということがわかると思います（b）。症例は腹直筋断裂で、断裂をしているので当然痛みがあります。診察時に主治医がしこりを触ることもあると思いますが、触れているものは血腫です。

　症例の原因はゴルフのショットでした。こういった症例は意外とあるのですが、まず診断されることはありません。腹痛で消化器内科にかかり、胃カメラや大腸カメラで診察したとしても、「気のせい」と言われるでしょう。患者も、しばらく様子を見ていると治るのでそこで終了します。エコーで診断されることはまずない、というのはこのような流れがあるからです。

5. POC 腎・泌尿器エコー

千葉 裕（北アルプス医療センターあづみ病院在宅支援科部長/地域医療部長）ほか

■ PROFILE
岩手県宮古市生まれ
1980年　東北大学医学部卒業
1996年　東北大学医学部講師
2002年　東北公済病院泌尿器科部長
2015年　岩手県立中央病院腎センター長
2017年より現職
所属学会：日本超音波医学会・日本泌尿器科学会・日本在宅医学会・日本エンドオブライフケア学会・日本プライマリ・ケア連合学会

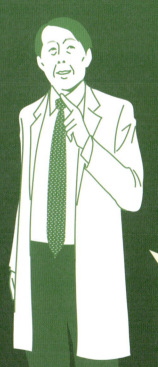

■ DOCTOR'S COMMENT

在宅医療現場では、何か起こったときに初めに利用者さんのもとへ駆けつけるのは看護師さんです。訪問看護師さんがまず超音波検査をしてくれるとよいのになぁーと思いながら、毎日自ら訪問車を運転しながら野山を走り回って診療をしています。

General POCUS

SLIDE 1

副腎の解剖

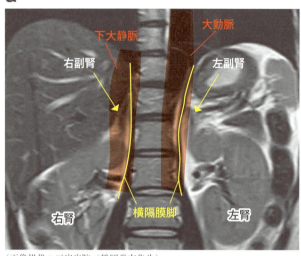

ポイント

超音波の描出は解剖からまずイメージすることが大切！

1. ランドマークを使う
   ① 左右それぞれの腎上極との位置
   ② 下大静脈、大動脈、腎動脈
   ③ 肝臓、脾臓
   ④ 特に、横隔膜脚
2. 脂肪織の中にある
3. 正常の副腎の実質は細長い

（画像提供：三宿病院／鶴岡尚志先生）

呼吸による横隔膜脚の厚みの変化

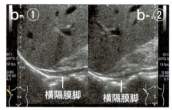

副腎の描出には、横隔膜脚をランドマークにする

　副腎を描出するにあたっては、横隔膜脚が一つの大きなランドマークになります（a）。まずはここにフォーカスをあてます。このとき、少し深くあてるとよいでしょう。

　初心者の場合、ランドマークになる横隔膜脚を、副腎と見誤ることがあります。両者を区別する方法として注目するのが、横隔膜がもつ呼吸性変動です。横隔膜は、吸気では縮んで厚くなり、呼気では伸びて薄くなります（b）。呼気時に肝臓と横隔膜脚の間の脂肪組織の中を探すと、線状あるいはV字状、人型といった副腎が見えると思います。

SLIDE 2

副腎の描出

右副腎描出の走査法

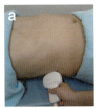

a 右肋間縦走査は、中腋窩線上からの断面で。
b 正常の副腎を映すときは、フォーカスを合わせ、ゲインを絞る…これは基本です！
c 中腋窩線上からの断面で肝臓と横隔膜脚が映る断面を拡大して見る。

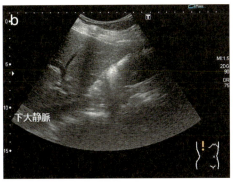
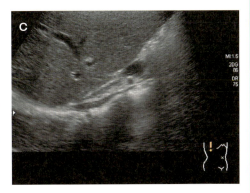

副腎描出のちょっとしたテクニック

　副腎は脂肪の中にありますから、少しゲインを絞ってやや暗めにすると観察しやすいです（b）。副腎の位置におよその予測がついたら、そこにズームをかけていきます。デプスを拡大していくよりもズームをかけて「ここに副腎があります」ということを誰が見てもはっきりとわかるような画像を映し出します（c）。

SLIDE 3

腎臓の解剖

体表から腎の位置を推測する

- 腎臓は第 11 胸椎から第 3 腰椎の高さで大腰筋の外側縁に沿って存在する後腹膜臓器である。
- 腎軸には一定の傾きがある。
- 呼吸性変動がある。
- 両側ともに上極は肋骨の内部に収まる。

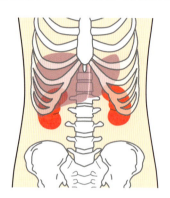
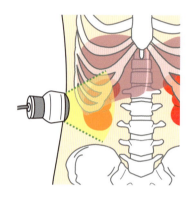

腎臓はハの字型に並ぶ

　解剖図を見ていただくとわかるように、腎臓はハの字型におさまっています。少し上極のほうが背側にあって、腹側のほうは少し角度がついています。何よりも、腎臓は肋骨にしっかり守られていますので、肋間走査が必要になります。

SLIDE 4

腎の描出

腎臓描出の走査法

● 右腎季肋部走査縦断像・横断像：側腹部走査

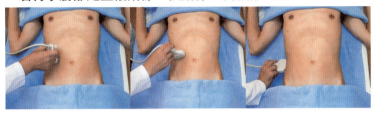

● 左腎季肋部走査縦断像・横断像：側腹部走査

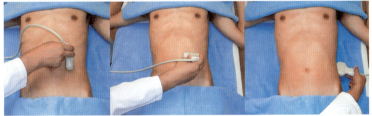

文献1より引用

見落とさないようにていねいに

　患者に裸になってもらって腎臓を自由にスキャンできるのであれば、右腎季肋部から長軸で見て、次に短軸で見ます。それから少し側臥位になってもらって背中のほうに回り、長軸で見て、次に短軸で見ます。腎がんのスクリーニングなどでは、見落としのないようにすることが大切です。

SLIDE 5

腎臓の観察ー長軸

a 長軸方向の scan

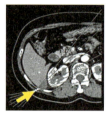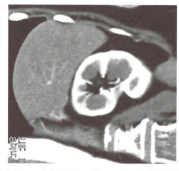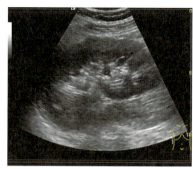

- 右腎は、肝臓がよい音響窓になるやや背側からのアプローチ。
- できるだけ多方向で見る。
- 呼吸性移動を利用。
- 腹側〜内側（腎門部）が死角。

腎臓は端から端まで観察！

　腎臓の観察を前から行おうとすると、消化管が邪魔になります。そこで、まずは長軸像で異常を見逃さないように端から端まで見ます（a）。

SLIDE 6

腎臓の観察—長軸

b　右季肋部走査：長軸断面

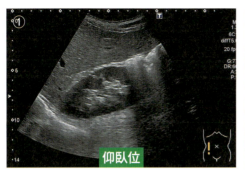
仰臥位

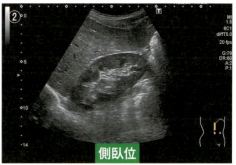
側臥位

- 腎の全体像を把握する。
- 肝臓を音響窓にする。
- 下極はプローブによる圧迫、呼吸調整、体位変換を利用する。

死角になりやすい腎門部付近の下極は側臥位で観察を

　死角になりやすいのは腹側の内側、いわゆる腎門部付近です。ここは見えにくいので丹念に観察する必要があります。特に下極のほうになると、仰臥位で観察するとガスが邪魔になります。その場合は軽くプローブを押し付けて圧迫します（b-①）。あるいは、ちょっと体位を斜位、すなわち側臥位にして腸管を少し下げてあげます。そうすると下極まできれいに見えます（b-②）。仰臥位と側臥位の画像を見比べてみると、仰臥位ではガスが下極を少し隠しています。もしこの部分に小さな腫瘍などがあれば見逃してしまいますので、側臥位への体位変換が大切です。

SLIDE 7

腎臓の観察―短軸

a 短軸方向の scan

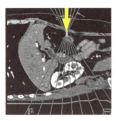
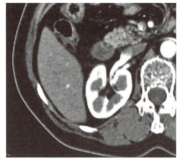
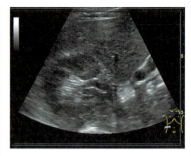

- 適度な圧迫。
- 十分な tilting。
- 呼吸性移動の利用。
- 背側が死角。

背側の死角に注意

　短軸のスキャンの場合には、適度な圧迫や呼吸性移動を使います。死角は背側で、少し深いところが死角になりやすいです。この辺にあまり突出が著明ではない腫瘍があると、見逃してしまう危険性があります。

SLIDE 8

腎臓の観察―短軸

b　右季肋部走査：短軸断面

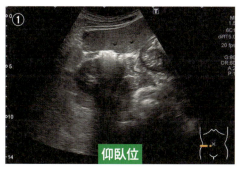
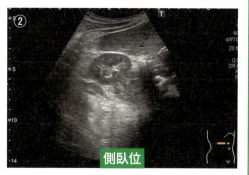

- 腎門部を観察する。
- 上極から下極まで観察する。
- 下極はプローブによる圧迫、呼吸調整、体位変換を利用する。

下極は側臥位で観察する

　短軸の場合にも、上極から下極まで、つまり腎臓が見え始めてから見えなくなるまで、すべてをきれいに見ることが基本です。仰臥位で短軸断面を見ていくと、最後はガスで見えなくなります。そこで先ほどの長軸と同じように側臥位に体位を変え、ガスを脱転してあげると最後まで見逃すことなく観察することができます。

SLIDE 9

腎観察の3つのポイント
a 腎の形態異常

左右の大小不同・奇形など C-2
- 代償性腫大
- 低形成・無形成
- 馬蹄腎
- 回転異常
- 重複腎など

輪郭の凹凸やCECの変形 C-3
- 腎盂がん
- 腎盂腎炎後
- 腎梗塞

腫大 両側とも12cm以上
- 急性腎盂腎炎
- 白血病
- 悪性リンパ腫

萎縮 両側とも8cm以下 C-2
- 慢性腎不全
- 透析腎

まずはじめに形態異常をチェック！

　超音波で腎臓を観察する際、まず見るのが腎の形態異常です（a）。突出や腫大・萎縮などを見ながら腎不全をはじめとした疾患の診断をしていきます。なお、図中に示した「C-2（カテゴリー2）」「C-3（カテゴリー3）」は、『腹部超音波検診判定マニュアル』にあるカテゴリー分類で、カテゴリー1〜3まではほぼ良性と分類されます。カテゴリー4〜5は悪性疑いです。

SLIDE 10

腎観察の3つのポイント

b 腎の充実性病変

腫瘤がある
- 輪郭明瞭平滑な円形病変
- 内部無エコー域 or 辺縁低エコー帯 or 側方陰影
- 中心部エコーの解離あるいは変形 … C-4 腎盂がん・悪性リンパ腫 転移性腫瘍
- 内部無エコー ＋輪郭明瞭平滑な円形病変 ＋辺縁低エコー帯または側方陰影 … C-5 腎細胞がん
- CECと同等の高輝度で 輪郭不整 or 尾引き … C-2 腎血管筋脂肪腫

（上部）腎細胞がん疑い

最も重要なのは充実性病変！

　観察の際に何よりも重要なのは、充実性病変です（b）。超音波では、腎細胞がんを無症状の時点で検出できる確率が非常に高いです。腫瘤があり、内部無エコーで輪郭明瞭、平滑な円形病変があり、辺縁低エコー帯または側方陰影という条件がBモードでそろったら、それは腎がんと考えてください。

SLIDE 11

腎観察の3つのポイント

c 腎の嚢胞性病変

嚢胞がある
- 大小の嚢胞が両側性に集簇し腎実質が不明瞭 — C-3 多発性嚢胞腎
- 肥厚のない隔壁あるいは石灰化像を伴う — C-3 腎嚢胞性腫瘤 出血性嚢胞
- 充実部分（嚢胞内結節・壁肥厚・隔壁肥厚など） — C-4 腎嚢胞性腫瘍 嚢胞性腎がん

腎嚢胞 動脈瘤 C-2

Bosniak 分類を参考に！

嚢胞性病変も見ます（c）。これらは、Bosniak 分類を使うと診断がつきやすいです。

SLIDE 12

尿管・膀胱の観察

a　正常超音波：尿管・膀胱

- 尿管の全長：25〜30cm
- 短径：3〜7mm
- 位置：後腹膜を走行・大腰筋の前面
- ＊拡張がなければ見えないが、水腎症・水尿管があればできるだけ末梢まで追いかける。3つの生理的狭窄部位を抑える。

- 膀胱の位置：骨盤腔の最底部
- 大きさ：蓄尿量により大きく伸縮・形状も変化
- 輝度：内部は無エコー
- ＊男性では尾側に前立腺
- ＊女性では背側に子宮

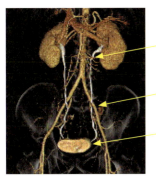
腎盂尿管移行部
血管交叉部
尿管膀胱移行部

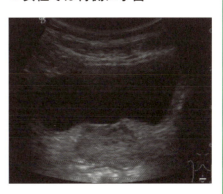

正常の尿管を見つけることは99％不可能

　尿管は、基本的に拡張がなければ見えません。拡張があれば異常ですから、その場合はどこまでも追いかけます。尿管が拡張している場合、生理的狭窄部が3ヵ所あると言われています。腎盂尿管移行部、血管交叉部、尿管膀胱移行部です。こういったところに結石が嵌頓していることがあります。また、尿管腫瘍などは、血管交叉部にできることが多いです。ですからこの3ヵ所をしっかりと観察し、結石なのか、腫瘍なのか、あるいはそれとはまた違ったものなのかを見るようにします。

SLIDE 13

尿管の観察

b 尿管スキャン方向

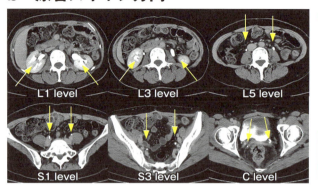

- 体幹の中心にあり、骨盤内は腹側からの観察のみ。

ランドマーク
腎、腸腰筋、総腸骨動脈、内腸骨動脈、膀胱

c 腎盂尿管移行部（PUJ）描出のポイント

半側臥位

d 尿管総腸骨動脈交叉部描出のポイント
仰臥位
腸管ガスで途切れても予測しながら追跡を続ける。

e 尿管膀胱移行部（UVJ）描出のポイント

仰臥位
短軸像と長軸像を組み合わせて観察。
尿が溜まっていない場合には圧迫が必要

ランドマークをしっかり覚えよう！

　最初は背中側の腎臓の位置からスタートして、折れるところ、つまり腸骨が邪魔になるところまでを観察します。次に前へ移動して、血管交叉部で拡張した尿管や膀胱、尿管口付近の観察を行います。体位は仰臥位で行うこともありますし、無理をせずに側臥位で行ってもよいです。

SLIDE 14

腎盂尿管移行部病変

観察方法

…まずは、腎臓からPUJまで描出する

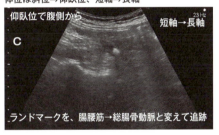

体位は斜位⇒仰臥位、短軸⇒長軸

石なのか？
腫瘍なのか？

腎盂尿管移行部は腎臓を音響窓として観察する

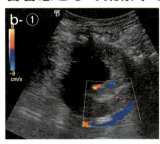
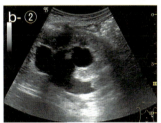

腎臓を音響窓として観察する

　腎盂尿管移行部はaのように見えます。でもここだとシャドーがあるため結石なのか腫瘍なのか、あるいはこのまま拡張尿管が続いているのかがわかりません。こういった場合には、腎実質をウィンドウとして見ます。すると、結石でも拡張尿管でもない、充実性の腫瘍であることがわかります。

　bでは拡張尿管があることがわかります。しかし、追跡していくと腸管ガスが邪魔になり、それ以上の観察ができないようになります。そういったときは側臥位にし、短軸から長軸に変えます（c）。すると、拡張尿管の先に結石が見えてきます。血管交叉部付近の結石嵌頓と診断できます。

SLIDE 15

下部尿管の観察

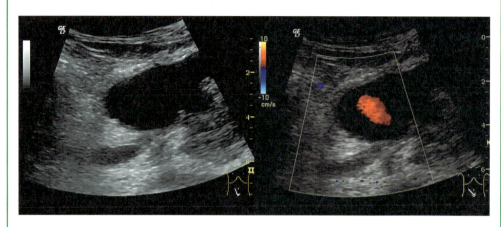

尿管口近傍の下部尿管は膀胱を音響窓にする

下部尿管は、膀胱に尿がたまった状態で観察

　尿管口付近は、膀胱にある程度尿がたまった状態で観察します。そうすると、ジェット噴流が見えることもあります。画像は反対側の尿管口からのジェット噴流です。こちらからはジェット噴流はありません。尿管は蠕動していますが流れません。狭窄、結石もないので、尿管下端の狭窄だということがわかります。

SLIDE 16

精囊・前立腺・膀胱

a 精囊・前立腺の超音波検査
- 下腹部正中横断走査（tiltingによる尿管口〜精囊〜前立腺の観察）

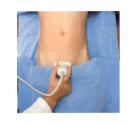
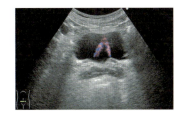
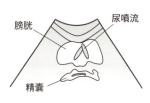
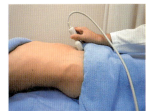
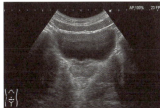
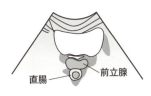

文献1より改変

精囊・前立腺も観察しましょう

aでは、裏に精囊が見えています。精囊の付近をよく見てみると、尿管口が見えることがあります。よく見ると左右対称にポコッと隆起性のものがあって、壁内尿管が見えるケースもあります。そこを3分間ほどじっと見ていると、平均して5回ぐらいのジェット噴流が左右から来ます。尿量は1分間に1ccです。1時間で60cc、24時間で1,440ccですから、およそ1日に1.5Lということになります。また、平均の尿量は体重の3%です。1分間に約1ccの尿が腎臓から流れてきます。1分間見ていると、おそらく左右から1回ずつは噴流があると思います。ということは、1回の噴流は約0.5ccだと考えます。

SLIDE 17

精嚢・前立腺・膀胱

b　膀胱の超音波検査

● 下腹部正中斜断走査（右尿管口の観察）

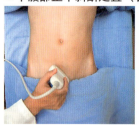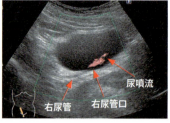

● 下腹部正中斜断走査（左尿管口の観察）

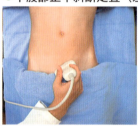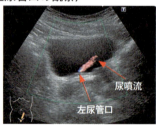

文献1より改変

ジェット噴流の観察も有効

bのようにプローブをさらに斜めにして、尿管口から尿管・下部尿管の走行に合わせて見ていくと、左右からのジェット噴流を観察できると思います。このときの角度は30°ぐらいです。この角度が立ってくると、小児であれば膀胱尿管逆流症（VUR）の可能性が高いです。

6. POC婦人科エコー

桑田知之（自治医科大学附属さいたま医療センター 産婦人科 教授）

■ PROFILE
1996年　自治医科大学卒業後、出身地の宮城県内で勤務
2004年　自治医科大学大学院修了、再度宮城県内で産婦人科医として勤務
2009年　自治医科大学産婦人科講師
2014年　同 准教授、佐野厚生総合病院で勤務
2016年　10月より現職
専門：周産期医学、超音波診断、超音波の安全性

「埼玉県は人口比で日本一産婦人科医の少ない県です。このため症例も多く、専門医取得の研修も充実しています。産婦人科専門医、超音波専門医取得に興味のある方はぜひご相談ください」

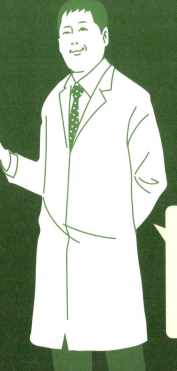

■ DOCTOR'S COMMENT

産婦人科医にとって、超音波は聴診器代わりです。ほとんどの患者を超音波のみで診断し、日々POCUSが当たり前という状況です。「POCUS」の言葉が生まれる前からPOCUSを実践している、そんな産婦人科で一緒に働いてみませんか？

General POCUS

SLIDE 1

婦人科臓器の超音波による観察

経腟超音波検査の特徴
- 産婦人科では、一般的に経腟超音波が使用されている。
- 腟内をまっすぐ入ると「前腟円蓋部」に密着し、直接子宮を観察できるので、腸管ガスなどの妨害を受けない。

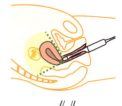

経腹超音波検査の欠点
- 経腹超音波で婦人科臓器を観察しようとすると、腹壁の脂肪や筋肉、腸管ガスによって画像が妨げられることがある。
- 婦人科臓器は、腹壁にプローブをあてたところより深い位置に存在しているため、超音波の減衰で観察しにくくなることがあり、周波数の調整が役立つことがある。

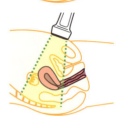

深いところを見るために

 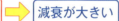

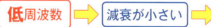

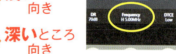

画面が見えにくいときは、まず周波数を変えてみましょう。

きれいな画像で観察できる「経腟超音波」

　婦人科の超音波検査では、経腟超音波を使うことが特徴です。これはプローブを真っ直ぐに腟に入れると、子宮にダイレクトに密着できるからです。そうすると、腸管ガスなどの妨害を受けませんので、きれいな画像で観察することができます。ただ、婦人科ではない医師にとって、経腟超音波を使うことは簡単ではありません。

婦人科医以外は、「経腹超音波」を活用

　お腹から見ると、腹壁の脂肪や筋肉、腸管ガスなどによって画像が見にくくなることがあります。これは、婦人科臓器は腹壁にプローブをあてたところよりも深い位置に存在しているからです。

　お腹からの画像ではどうしても見ることができず、でも、なにか異常がありそうだというときにお勧めの観察方法は、会陰表面に腹部超音波検査に使うプローブをあてることです（経会陰超音波検査法）。そうすると、経腟超音波よりは距離がありますが、腸管ガスに妨げられる心配はなくなります。いわゆる筋肉だけを通して見ることになるので、経腟で見るときとさほど変わらない画像で描出することができます。

深部の観察には周波数の調整を

　周波数が高いと減衰が大きくなり、周波数が低いと減衰は小さくなります。よって、深いところを見るには低い周波数が向いています。このことからもわかるように、深いところを見たい、でもうまく見えないときは、まずは周波数を変えてみてください。

SLIDE 2

下腹部の超音波画像
子宮を探すポイントは、『内膜を発見すること』

a
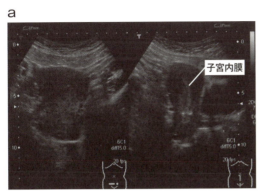
子宮内膜

b
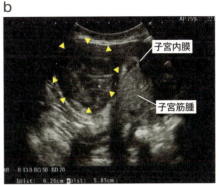
子宮内膜
子宮筋腫

子宮内膜を手がかりにして子宮を観察する

　実際に観察するときは、まずはプローブを縦に置きます。そうすると、膀胱と子宮内膜を確認することができます。子宮内膜を認めると、「ここが子宮だ」ということがわかります。ですから、まずは子宮内膜を探してください（a）。

　もちろん、生理の周期によっては子宮内膜が見えないときや見えにくいときがあります。そういうときでも確実に言えることは、膀胱の横には子宮があるということです。確実に子宮を探すポイントは、子宮内膜を見つけることだと覚えておいてください。

　bでは子宮内膜に接するように子宮筋腫が認められます。白く光っている子宮内膜を探すことがポイントです。

SLIDE 3

『腫瘤』の場合

嚢胞性

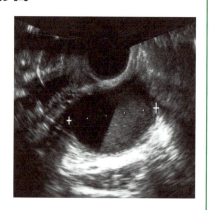

- 膀胱ではないことを確認する。

- 膀胱ではないなら、卵巣だろう。

- 「痛み」＝「捻転」ではない。
  ただ**大きい**だけで痛いことも多い。

- 「痛み」があって、これがあったら「捻転」だろう。
  皮様嚢腫（dermoid）の鏡面像

- 「妊娠」だったってことのないように。

「嚢胞性の腫瘤」から考えること

　婦人科の超音波検査において、疑うべきは腫瘤と液体です。まずこの2つしかないと言っていいでしょう。さらに腫瘤については、嚢胞性と充実性の2種類が考えられます。

　最初に嚢胞性の腫瘤について見ていきましょう。診断にあたっては、まず、写し出された画像が膀胱ではないことを確認します。「何か腫れている」と思ったら、実は膀胱だったなんていうことはよくあります。そこで、腫瘤らしきものを見つけたときは、もう一つ腫瘤らしきものを探してみましょう。膀胱は誰にでも必ずあるはずなので、2つ目が見つかれば、どちらかが膀胱で、どちらかが婦人科の異常所見です。そのうえで、「こっちは膀胱ではないから、卵巣だろう」と絞り込めばよいのです。

　卵巣の茎捻転を判断するには、痛みに注目することです。すなわち、「痛み＝捻転」と考えてしまうのです。しかし、これは必ずしも正解ではありません。もちろん、捻転すれば痛いのですが、捻転していなくても痛い、いわゆる「大きいだけで痛む」というケースも非常に多いのです。ではどうやって判断するかというと、画像のように、皮様嚢腫の鏡面像を見ます。痛みがあり、さらにこれを確認することができたら、多くの場合捻転を強く疑います。

　最後のチェック事項は妊娠です。子宮の中に羊水があって、奥のほうに赤ちゃんがいたということが稀にあります。それから、老人の場合は子宮の中に膿が溜まっていたというケースもあります。寝たきりの高齢者で、帯下が少し臭うというような場合に子宮を観察してみると、内腔に液体が溜まっていることがあります。これは子宮留膿症という症状で、子宮がん組織が感染して膿が溜まってしまっているのです。ですから、子宮留膿症を見つけたときはがんを疑う必要があります。

SLIDE 4

『腫瘤』の場合

充実性

- ほぼ子宮筋腫だろう。
- 筋腫はさまざまなエコーパターンを呈する。
- 大きな筋腫は苦しいが、筋腫だけなら痛くない。
- 筋腫の激痛は、CRP↑（筋腫の捻転は、すごく稀）。
- 直接押して「痛く」なければ、それは「痛み」の原因ではない。

→ 婦人科の鉄則！

超音波とMRI画像

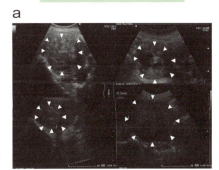
a

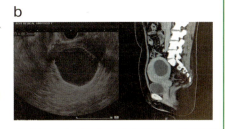
b

「充実性の腫瘤」から考えること

　充実性の腫瘍の場合、ほぼ子宮筋腫だと考えることができます。子宮筋腫のエコーパターンは非常に多様です（a）。いかにも子宮筋腫というものもあれば、若干部分的に液状変性をしているものがあったりもします。また、嚢胞性との区別がつきにくいものもあります。それらを考えるうえでは、子宮内膜との位置関係を見ていくことが大切です。

　bは子宮筋腫が液状変性したものです。判断は難しくて、婦人科医でも卵巣腫瘍だと間違えることがあります。でも、卵巣の壁がこんなに分厚くなることはありません。ですから、壁が分厚く、中に何かが溜まっているのであれば、子宮筋腫の液状変性を考えます。

　卵巣腫瘍は、月経にともなうホルモンの影響を受けるため、診察のタイミングによって判断が異なることがあります。月経が終了すると卵胞は次第に大きくなり、排卵すると一旦小さくなります。その後、黄体が嚢胞化して大きくなり、次の月経になると縮小・消失します。したがって4～5cmぐらいの卵巣腫瘍でも、月経とともに小さくなって消えてしまうことがあります。ですから、卵巣腫瘍を疑ったときは、月経中もしくは月経の直後に見るようにすると、ホルモンの影響を受けずに正しく診断することができます。

　大きな筋腫があるとおなかが苦しくなりますが、筋腫があるだけであればあまり痛くはありません。しかし、動くと痛がったり、筋腫の部分に触れると激痛を訴えるようであれば、筋腫の感染が考えられます。こういうときは採血をしてみると、ほとんどのケースでCRPが上がっています。子宮内膜と近い位置にある筋腫は感染しやすくなっていることがあり、痛みの原因として筋腫の感染を考える必要があります。筋腫で捻転が起こることは非常に稀です。

SLIDE 5

『液体』の場合

超音波画像

- 膀胱や巨大な卵巣腫瘍じゃないですよね？

- 腹水なのか、腹腔内出血なのか？

腹水…原因は？
　★**卵巣がん**　…腫瘤はあるか？
　★**他科疾患**　…例えば消化器症状は？

腹腔内出血…原因は？
　★**子宮外妊娠**…妊娠反応（＋）、子宮内に胎
　　　　　　　　　嚢なし。
　★**卵巣出血**　…ほとんどが性交後のケース。
　★**子宮破裂**　…既往帝王切開や子宮手術があ
　　　　　　　　　ったか？

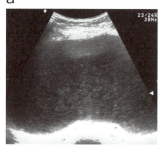

a

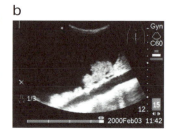

b

「液体」から考えること

　観察の際は、まずは「膀胱や巨大な卵巣腫瘍じゃないですよね」ということを確認します。お腹にプローブをあてるとaのように液体が中に溜まって見えることがあります。このとき、「お腹の中に水がいっぱい溜まっている？ ということは腹水かな？」と考えるのではなく、もう少ししっかりと観察してみます。すると、ちゃんと嚢胞壁があって、巨大な卵巣腫瘍であることがわかると思います。膀胱があることを把握したうえで、これを確認しておくことが大切です。

　「液体」には腹水と腹腔内出血があります。腹水の場合、婦人科では卵巣がんである可能性を考えます（b）。卵巣がんの場合、腫瘤が見えるはずです。そうではない場合は、消化器など他科疾患を考えましょう。

　腹腔内出血の場合、原因として多いのは子宮外妊娠です。子宮外妊娠では、妊娠反応が陽性になります。子宮内に赤ちゃんが見えず、妊娠反応が陽性で腹腔内出血があれば、子宮外妊娠を考えます。卵巣出血も腹腔内出血の原因になります。性交後のケースがほとんどで、当直中などによく運ばれてきます。何もしないで治ってしまうケースが多いのですが、お腹の中で2〜3L出血することもあるので注意が必要です。あとは、稀に子宮破裂もあります。

7. POC運動器エコー

白石吉彦(隠岐広域連合立隠岐島前病院 院長)

■ PROFILE
離島総合診療医
1992年 自治医科大学卒業後、徳島で研修、山間地のへき地医療を経験
1998年 島根県の隠岐諸島にある島前診療所(現 隠岐島前病院)に赴任
2001年 院長になり、周囲のサテライトの診療所を含めて総合医の複数制、本土の医療機関との連携をとりながら、人口6,000人の隠岐島前地区の医療を支えています。
2014年 第2回日本医師会赤ひげ大賞受賞

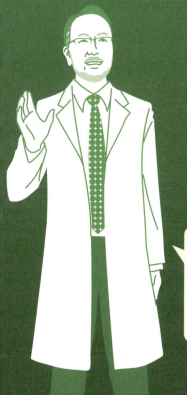

■ DOCTOR'S COMMENT

当院は常勤医7名に対してエコーが16台(うちポケットエコー7台)。すべての外来診察室にエコーが常設され、無線でPACSに飛び動画運用。療法士も看護師もエコーを使う病院。

General POCUS

SLIDE 1

胸痛鑑別の4象限

```
                    Common  ←——————→  Critical

         肋骨骨折                           緊張性気胸      心破裂
           肋間神経痛                                   大動脈解離・破裂
  Acute    自然気胸                           肺塞栓
  ↑        胸椎圧迫骨折                              心タンポナーデ
           マロリーワイス症候群                  急性心筋梗塞
           AGML          胸膜炎      心膜炎
           (急性胃粘膜病変) 胆石症・胆嚢炎       食道破裂
                            急性気管支炎  狭心症  (ブールハーフェ症候群)
                                    肺炎
           帯状疱疹
  ─────────────────────────────────────────────────
                     食道痙攣     大動脈瘤
           胸鎖関節炎    胃十二指腸潰瘍
           胸肋関節炎              心筋症
                        SAPHO
                                食道がん
           僧帽弁逸脱症候群          肺がん
  Chronic                        悪性胸膜中皮腫
           逆流性食道炎
                                      エコー必須  エコーが役に立つ
```

胸痛を4つの象限で考える

　まずは胸痛について、対立軸で考えてみましょう。この場合、acuteとchronic、commonとcriticalという4象限で考えられます。そうすると、いろいろな病気がありますね。"commonでacuteな胸痛"であれば、肋骨骨折、気胸、胸膜炎、気管支炎、肺炎などがあります。"acuteでcriticalな胸痛"であれば特に救急の分野でたくさんあります。"chronicでcommonな胸痛""criticalでchronicな胸痛"などありますので、どのようなときにどのような疾患が考えられるか覚えておきましょう。

SLIDE 2

肋骨骨折

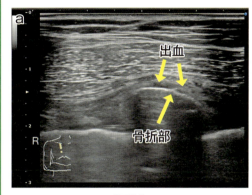
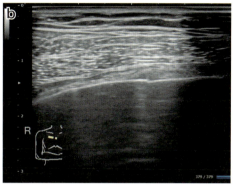

短軸　　　　　　　　　　　　　長軸

肋骨骨折の観察にはエコーが適している

　日常の診療をしていると、「胸が痛いんです」と言って来る患者がいます。そういうとき、"common で acute な胸痛"の王道といえば、やはり肋骨骨折です。

　肋骨骨折ですが、X線ではどのぐらいわかるでしょうか？　これは、実際のところはなかなかわからないです。バキっと折れていればわかる場合もありますが、おそらく半分以上はわからないと思います。圧痛・介達痛、あるいは深呼吸の痛みなどを見ながら、「たぶん肋骨骨折かな」と判断するのが現状ではないかと思います。

　ところが、エコーを使うと非常によく見えるんです。ただ、ちょっとコツがいります。例えば、a は肋骨骨折のエコーですが、短軸で見ていくと肋骨の表面が黒くなっているのがわかります（⬇）。これは血です。長軸であれば誰でもわかります。X線を見て、はっきりわからないながら、「たぶん肋骨骨折。3 週間ぐらいでバストバンドで治りますよ」と言えば、「たぶん」「3 週間」に疑問を感じる患者さんもいるでしょう。しかも、骨折なので結構な痛みがあります。b を見れば、たった 0.2mm のずれでも患者さんも「これは折れているな」とわかりますよね。しかも、痛いところにプローブをあてていくと、「痛い、痛い。そこです、そこです」となる。折れていることをきちんと理解してもらえるから、痛いにもかかわらず患者の満足度は高いです。

SLIDE 3

肋骨骨折の見つけ方①

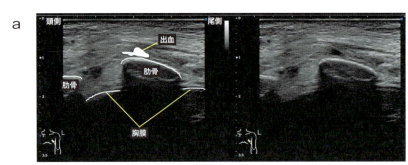

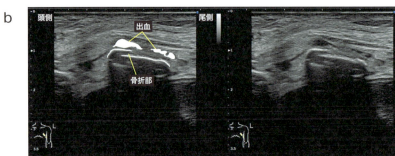

複数本折れていることが多い。周囲もあわせて観察を

　肋骨骨折の見つけ方にはコツがあると言いました。どういうことかと言うと、医師みずから骨折箇所を探す必要はなくて、まず医師がすることは、「どこが痛いですか？　1本指で指してください」と言うことがコツです。それだけです。折れているであろう箇所を本人に示してもらい、そこにプローブをあてればよいのです。このとき使うのはリニアプローブです。

　短軸で肋骨を輪切りにするような形でプローブをあてます。そしてスライドしていき、黒いところを探します。黒く見えるのは血なので、その周囲にあるはずの肋骨のずれを見つけていきます。肋骨の輪切りの上に見える黒い部分が出血している箇所で（a）これがあるとほぼ100％骨折があります（b）。

　大事なことは、1本見つけて「よし！」と終わりにしないことです。肋骨は結構な頻度で複数本折れているので、折れている箇所の上下の肋骨も同じようにスキャンします。慣れれば5秒で診断できるようになります。しかしながら、肋骨は少し斜めに走行しているので上手に短軸でトレースできないと、5分経っても10分経っても見つかりません。正常な状態の肋骨を短軸、長軸で練習しておくようにしましょう。

SLIDE 4

肋骨骨折の見つけ方②

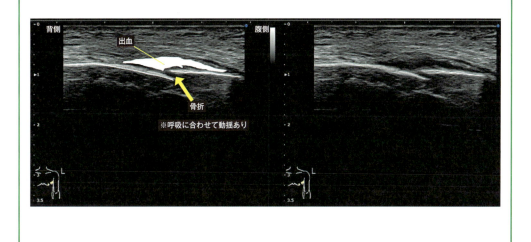

皮膚が腫張しているときは見つけにくいので要注意

　短軸で肋骨骨折を見つけたら、長軸にします。深呼吸してもらうと動くのが見えます。
　ただ、ちょっと難しいケースもあります。肋骨が7本折れていた患者ですが、別の病院で2列のCTで撮ったにもかかわらず「わからない」となって来院されました。CTでもずれがわずかだと肋骨の骨折を見つけることができなかったんですね。急性期のときは身体を打撲していますから、皮下が腫脹していて見えにくいことがよくあります。このように、簡単に診断がつかないケースもあるので注意しましょう。

SLIDE 5

エコー下による膝の穿刺①

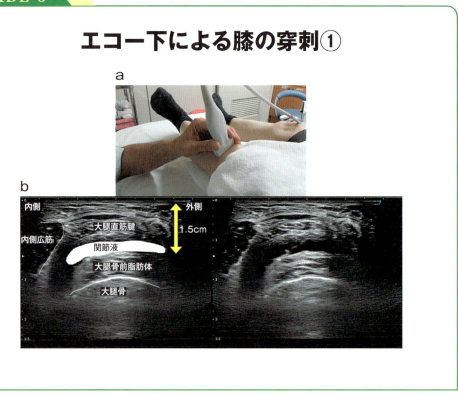

膝の上から観察する

　膝の上にプローブをあてると（a）、bのような画像が見えてきます。大腿骨、大腿直筋、内側広筋があって、ここに水がたまります。

　皮膚から関節液の中心まで1.5cmあることがわかります（b）。

SLIDE 6

エコー下による膝の穿刺②

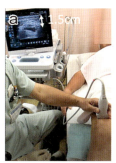
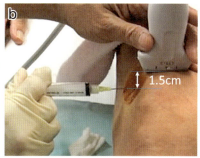
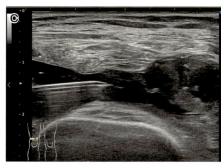
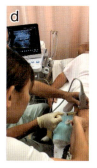

皮膚と関節包をスムーズに刺すことで穿刺の痛みは軽減する

　aのようにプローブをあて、1.5cm下から、床側から水平に真っすぐ針を刺していくと（b）、正しい位置に出てきます（c）。

　ところで穿刺にあたって痛い場所はどこかというと、皮膚と関節包です。筋肉の途中はあまり痛くありません。まずは皮膚を一気に刺して、次に筋肉の中をずっと進めていき、関節包にたどり着いたらまた一気に刺す、これが一番痛くない方法だと思います。エコー下穿刺・排液・注射は一人ではなかなかできません。看護師などの協力を得ながら確実に行えるようにしましょう（d）。

SLIDE 7

膝の水の見つけ方

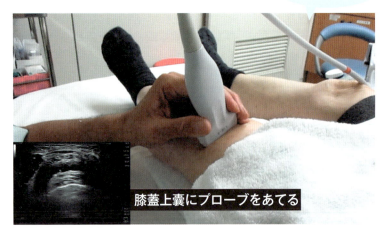

膝の裏でベッドを押してください

膝蓋上嚢にプローブをあてる

膝をキュッと伸ばしてもらいながらプローブをあてる

少量の水を描出するコツ

　少量の水を見つけるために一番いい方法は、写真のようにプローブをあてて、膝をキュッと伸ばしてもらうことです。患者に対しては「膝の裏でベッドを押してください」などと伝えるとよいでしょう。こうすると四頭筋が収縮して、水が少なくても描出されるようになります。

8. POC 表在エコー

古川まどか（神奈川県立がんセンター頭頸部外科医長）

■ PROFILE

1984年　三重大学医学部卒業／横浜市立大学大学院入学 耳鼻咽喉科を専攻
横浜市立大学附属病院で臨床研修をしつつ、横浜市立大学、東京大学医科学研究所で頭頸部腫瘍免疫を研究
1988年　横浜市立大学大学院修了／横浜市立大学附属病院耳鼻咽喉科勤務
1989年　神奈川県立がんセンター頭頸部外科勤務
1990年　横浜市立大学耳鼻咽喉科学教室助手
1991年より現職

耳鼻咽喉科専門医、超音波専門医、頭頸部がん専門医、気管食道科専門医、がん治療認定医、リハビリテーション臨床認定医

専門：頭頸部腫瘍・がんの診断と治療、頭頸部超音波診断学

「頭頸部超音波診断学の手法の確立、普及と標準化に力を注いでいます。頭頸部は現在非常に脚光を浴びている領域です。この領域の超音波診断にぜひ興味を持ってみてください。頭頸部超音波診断学を習得することで、皆さまの診療の幅が格段に広がるはずです」

■ DOCTOR'S COMMENT

頸部にはさまざまな重要臓器が密集しています。気道や血管系の状態把握、頸部腫脹の鑑別診断など、緊急で行わないと致命的になる疾患や病態も多いです。専門とする診療科を問わず、この領域のPOCUSについてぜひ理解し、手技を習得しましょう。

General POCUS

SLIDE 1

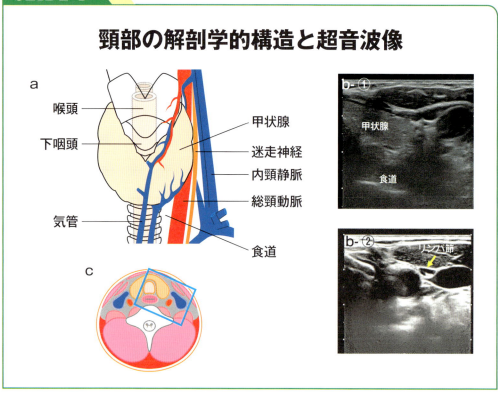

人間の体はうまくできている

　頸部では、胸鎖乳突筋という筋肉が両脇を斜めに走っています。顎を下に向けたり、うなずくときに収縮する筋肉で、頸を捻転するときには片方ずつが収縮します。この筋肉が、頸の大事な部分を守ってくれています。頸の一番大事な部分とは、総頸動脈です。総頸動脈の外側には内頸静脈があり、間を迷走神経が走っています。そして、それをカバーするようにして胸鎖乳突筋があります。b-①の超音波画像で胸鎖乳突筋やその表面にある広頸筋（platysma）、あるいはその内部にある内頸静脈、総頸動脈、甲状腺、頸部食道、気管がわかると思います。

　「大事な部分を守る」と述べましたが、例えば頸を刃物で切られそうになった場合、誰もが防御すると思います。すると、胸鎖乳突筋や広頸筋がぎゅっと収縮して頸動脈を守ってくれます。それでも筋肉ごと切られてしまったときは、静脈が表面にあるので静脈は切られても、動脈は切られずに守られます。頸のもう少し上のほうの分岐部では、表面に筋肉がありません。触ると拍動する部分、すなわち頸動脈分岐部です。ただここも、いざとなって防御しようと思うと顎の骨が下りてきてくれます。前方には甲状軟骨がありますので、顎の骨と甲状軟骨で守ってくれます。

　超音波で見るときは最初に深さの調整をします。その際、まずメルクマールにするのが頸動脈です。頸動脈を探し、その深さが例えば2cm弱だとすると、「この人は3.5～4cmまで見ることができたらいい」というように調整していくとよい画像を得られると思います。

　リンパ節を見る場合も、b-②にあるぐらいのサイズでリンパ節が見えれば、リンパ節門から高エコーの線状のものを観察できると思います。こういった画像の設定と、あとは患者の体位の設定が、頸の検査の場合には非常に大事になってきます。

SLIDE 2

プローブの選択

中心周波数 10MHz 前後の**高周波数**で、視野幅が 4cm 程度の**リニア型**探触子が適している。

頸部用

浅いところを見る

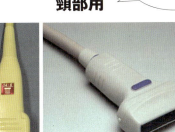

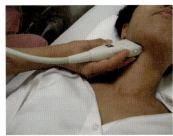

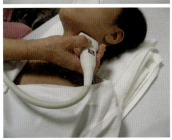

軽くて薄めのものが、把持、走査、角度調節がしやすい。

10MHz 前後の高周波、幅 4cm 前後のプローブがおすすめ

　頸部や表在臓器の観察には、周波数の高いリニアプローブを使います。高周波数とは 7.5MHz 以上のことで、現在、頸部用・表在臓器用のプローブとしては 10MHz 前後のものが用いられています。

　視野幅、すなわちプローブの幅があまり広過ぎるもの、例えば乳腺の観察に使っているような 6cm ぐらいあるものだと、プローブの端が顎の骨や鎖骨にごつごつとぶつかって使いにくいです。また、頸は丸太のように円筒状ですので、あまり平面なものでぐいぐい押し付けると、超音波で得られる情報が非常に少なくなります。そこで、幅が 4cm 前後のものを使用することを推奨します。このサイズのものは、女性の小さな手でも非常に握りやすいというメリットもあります。また、持ち手は少し薄め、そして軽いものを選びましょう。

SLIDE 3

プローブと頸部走査（系統的頸部超音波検査）

高周波数のリニア型プローブ（視野幅 40mm 程度、中心周波数 10MHz 前後）

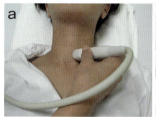
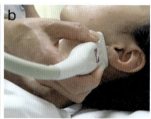
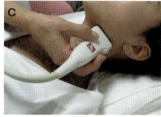
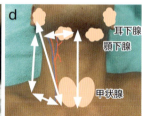

頸部が広くなるように頸部の緊張をとる

頸部全体にプローブを移動させながら観察する。プローブで内頸静脈を圧迫しないよう気を付ける。

a. 前・側頸部の観察
　甲状腺、総頸動脈、内頸静脈などを観察。

b. 耳下腺の観察
　下顎骨下顎枝の表面から観察。

c. 顎下腺の観察
　下顎骨の内側奥にプローブをやや強めにあてる。

d. 系統的頸部超音波検査
　一定の順序を決め、頸部全体を順番に観察。

文献1より改変

横断像で見て、異変があれば3方向から見る

　顎の骨の下を見るときは、プローブを上向きに角度を付けてスウィングアプローチをします（c）。そこからスライドしながら、鎖骨のところではプローブを下に向けて（a）、手首を使いながら走査します。頸部には凹凸があるので、それらをなめるようにプローブを動かしていくことがコツになってきます。頸の臓器にはいろいろありますが、実質臓器としてはおもに甲状腺、そして唾液腺のうちの顎下腺と耳下腺を見ることが大切です。

　プローブは連続的に動かしていきます（d）。頸部の多くの筋膜・筋肉は体幹と頭をつないでいますから、縦方向に走っているものが多いです。ですので、横断像で頸部を見ながら、順番に上下、つまり頭から胸、胸から頭という方向にずらしながら組織の連続性を見ていきます。こうすることで、筋膜の連続性、筋肉の連続性、血管の連続性が見えると同時に、もしもその間に何か特別なものが出てくると、「リンパ節が腫れているのでは？」「腫瘍があるのでは？」といった疑うべきポイントだと考えることができます。

　頸部の走査は、まずは横断像で見ていきます。そして、何か病変が見つかったら、その部分で90°回転させて3方向から全体の情報を知る。これが基本です。

SLIDE 4

検査体位

a　仰臥位での検査

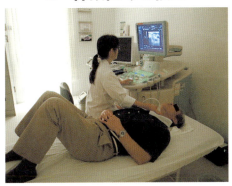

頸部全体にプローブを密着させやすい。呼吸指示や腹圧の調整も容易にできるため多くの情報を収集できる。検査者も楽な姿勢で施行できる。

b　坐位での検査

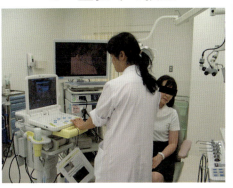

（耳鼻咽喉科診察椅子で施行）
観察できる部位が制限される。静脈系が虚脱するため、血流診断を加えた精査には適さない。長時間の検査は難しい。

簡易検査は座位、詳細な検査は仰臥位で

　検査時の患者の体位ですが、私は耳鼻咽喉科医なので、通常の外来診療では患者を椅子に座らせた状態で行っています（b）。ただ、頸部は座ると頭の重みで顎が下りてきます。その他頸部の臓器も胸腔内のほうに下りてしまいます。そのため、必ずしも坐位の検査ですべての情報が得られるわけではありません。また、坐位では観察をしている医師も疲れてきます。外来での坐位による検査はあくまでも簡易検査であり、訴えがあるところはどの臓器なのか、そこに本当に病変があるのか、臓器の中なのか外なのか、といったようなことをざっと見て、次の検査の計画につなぐという位置づけで行います。

　aは検査室での超音波検査の様子です。こちらは仰臥位で行っています。仰臥位は、頸部全体にプローブを密着させやすく、多くの情報を得やすいというメリットがあります。

　簡単に使える利点を生かす場面と、いろいろなことを細かく見られるという利点を生かす場面を、うまく使い分けていくとよいでしょう。

SLIDE 5

頸部の基本画像（系統的頸部超音波検査）

左右の頸部で、これらの部位を必ず通過するようにプローブを走査する。

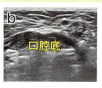
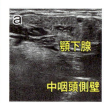
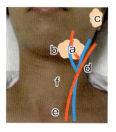
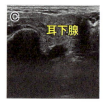
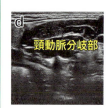
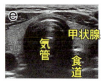
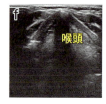

a. 顎下部（顎下腺、顔面動静脈、中咽頭側壁）
b. 頤下部（口腔底筋群、舌根部）
c. 耳下部（耳下腺、下顎骨、咬筋）
d. 頸動脈分岐部（外頸動脈、内頸動脈、内頸静脈）
e. 前頸部（甲状腺、総頸動脈、内頸静脈、頸部食道）
f. 喉頭

系統的頸部超音波検査で、左右すべてのポイントをチェック

　頸部にはいろいろな臓器がありますが、一つの臓器に気を取られているうちに他の臓器を見落としてしまうことがよくあります。そういったことがないように、頸部の臓器がある部分は一通りすべて見ていく「系統的頸部超音波検査」と名付けた検査を行っています。この検査では、直接は関係ない部分も含めて検査しています。また、必ず頸部の両側を見ます。

　図は、推奨する系統的頸部超音波検査の具体的な方法です。a〜fの6つのポイントは、どの患者でも、どの検査者でも出しやすい部位です。これらを必ず通るようにして、頸全体を見ます。順番は個人の好みで構いませんが、左右両側を必ず見ます。

　左右で症状に違いがある患者の場合、どちら側から見るかという問題があります。私は患側、すなわち痛いという訴えや腫れなどの、症状がある側から見ます。なぜかというと、やはり患側には多くの情報があるからです。そちらを、検査者自身もまだ元気なうちに見ておいて素早く診断をしようという狙いがあります。

　反対側を見ることで得られる情報も多いです。例えば喉のがんがあったとき、左だけにリンパ節の転移があったら、「これは喉頭がんかな。あるいは中咽頭がんかな」と考えることができます。両側に転移があるなら、「下咽頭がんかな」と考えられるでしょう。病気にはそれぞれの特性があるので、全体を把握することをお勧めします。

SLIDE 6

プローブのあて方・動かし方

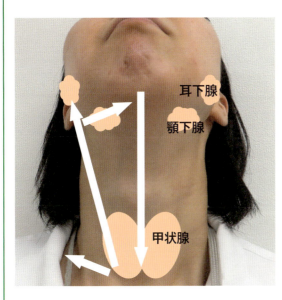
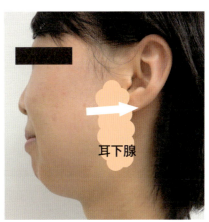

耳下腺はプローブをえらまでもっていって観察する

　耳下腺を見るときは少しコツが必要です。耳下腺は下顎骨の下顎角の部分の表面に貼り付いているので、骨の上にプローブを乗り上げていかないと観察することはできません。しかし頸部を喉から顎の方向にずっと動かしていくと、車止めのように顎の骨でストップがかかってしまいます。そこで「あっ、終わりだ」と思って満足してしまうと、耳下腺を見落とすことになります。えらのところまでプローブをもっていくことを忘れないように習慣づけてください。

SLIDE 7

甲状腺と甲状腺疾患

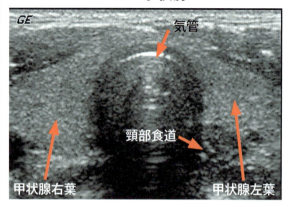

a　甲状腺

気管
頸部食道
甲状腺右葉
甲状腺左葉

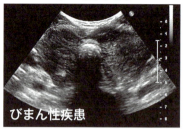

b　橋本病
びまん性疾患

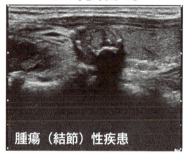

c　乳頭がん
腫瘍（結節）性疾患

- 甲状腺は前頸部、気管の表層にあり超音波で描出しやすい。
- びまん性に病変が生じる内科的疾患から、腫瘍性病変まで多彩な病変がある。
- 若年者、若年女性にもさまざまな疾患が生じ、放射線被曝の心配が不要な超音波検査が重要視されている。

甲状腺の中に結節があっても冷静に判断を

　甲状腺は、前頸部で最も観察しやすい臓器です。古くから超音波診断の対象になっていた臓器でもあり、超音波の有用性が確立されています（a）。

　疾患としては、びまん性に腫れる橋本病（b）やバセドウ病、腫瘍・結節をつくる腫瘍性疾患、その他さまざまなものが知られています。がんのなかでは乳頭がん（c）が9割以上を占めています。結節をつくるものについては、腺腫様結節など、あまり治療の対象にならないものが多いです。そのため、甲状腺の中に結節があっても、びっくりせずにまずは冷静に判断することが大切です。

SLIDE 8

唾液腺の観察

a　唾液腺①　耳下腺

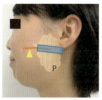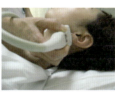

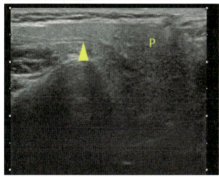

b　唾液腺②　顎下腺

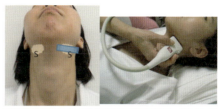

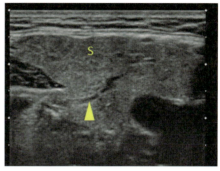

P：parotid gland（耳下腺）
S：submandibular gland（顎下腺）

■ プローブをあてる部位　　文献2より改変

唾液腺は、耳下腺と顎下腺のそれぞれに特性がある

　耳下腺は前述の通り、えらのところまでプローブをもっていきました（a）。顎下腺は下顎骨の内側のところ、口腔底にはまり込むようにしてあるので、まず下顎骨の下縁にプローブをあてます（b）。そして、その中に落とし込むようにして、プローブをはめ込んで頭側を見上げます。すなわち、口腔底側を見上げるようにするとはっきりと観察できます。

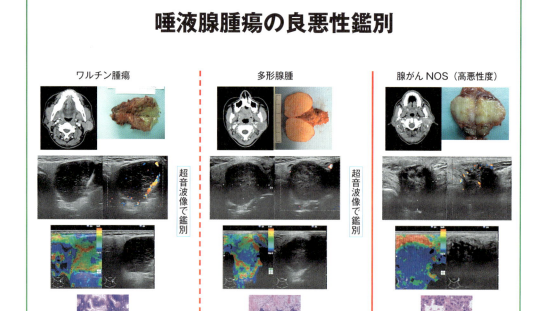

唾液腺で多形腺腫が疑われたら手術を検討する

　唾液腺腫瘍はちょっとやっかいです。唾液腺腫瘍のうち7割ほどを、ワルチン腫瘍と多形腺腫という良性の腫瘍が占めています。残りの3割ほどが、高悪性度のものと、低～中悪性度のものからなる悪性腫瘍で占められています。問題は多形腺腫で、「これは良性だから置いておいてもいいよ」と言われていたのに、5～10年後に悪性になったというケースがよくあります。ですから、放置しておいても大丈夫なことが多いのはワルチン腫瘍だけです。多形腺腫が疑われたら手術を勧めると考えてください。

SLIDE 10

リンパ節

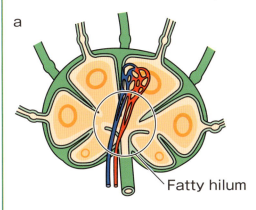

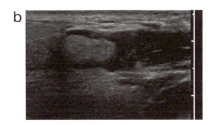

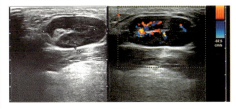

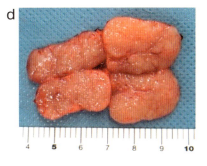

c 反応性リンパ節腫脹

文献3より改変

リンパ節は体中にあるので、どの領域の専門であっても押さえておく

　リンパ節には、リンパ節門という動静脈の出入り口があり（a）、周辺には脂肪組織や結合組織、血管そのものが走っています。これが合成像的に見えて、高エコーに見えている様子がbの画像であり、これをfatty hilumと呼んでいます。正式には「リンパ節門付近の高エコー域」と呼びます。

POINT!

　Fatty hilumを「リンパ節門」とか「リンパ門」と呼ぶ人もいますが、これはちょっと間違いです。門というのはゲート、つまり入り口の一点だけを指しますので、出入り口であるfatty hilumに対する呼び名としては適切ではありません。

SLIDE 11

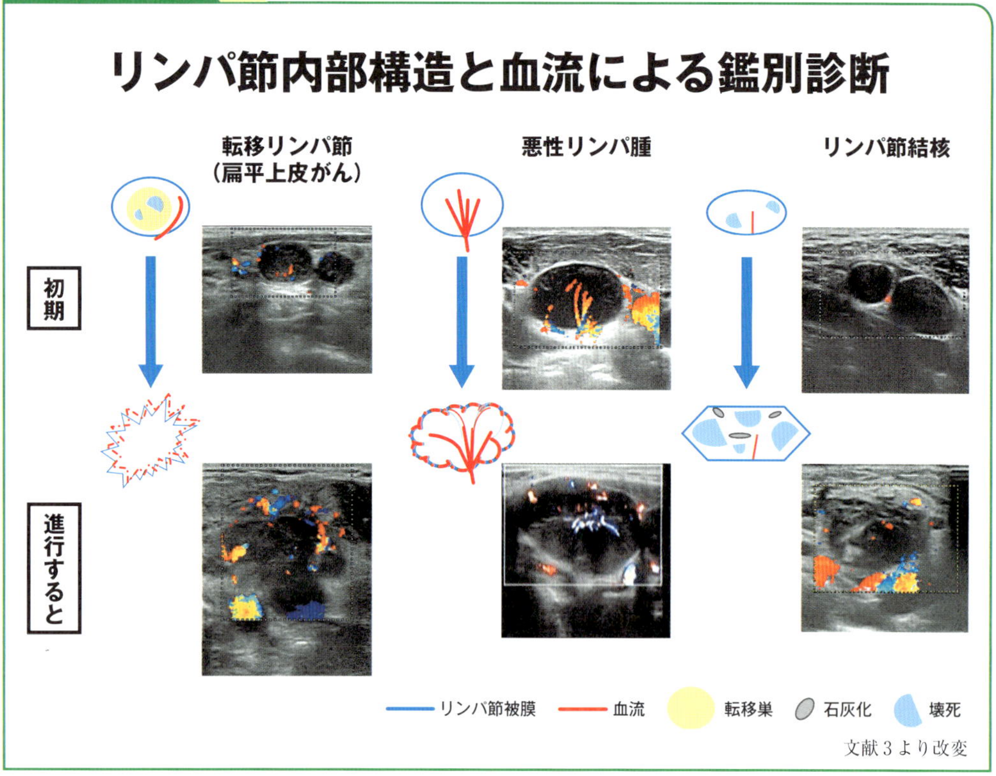

リンパ節内部構造と血流による鑑別診断

転移リンパ節（扁平上皮がん）　　悪性リンパ腫　　リンパ節結核

初期

進行すると

──── リンパ節被膜　　──── 血流　　○ 転移巣　　○ 石灰化　　○ 壊死

文献3より改変

リンパ節内部からはさまざまな疾患が鑑別できる

　リンパ節の内部を超音波で見ると、さまざまな鑑別が可能です。断層図だけでなく、カラードプラ法を用いてリンパ節あるいはその周辺の血流を観察することで、病理的な診断や進行度を推測することもできます。

SLIDE 12

その他の頸部腫瘤

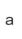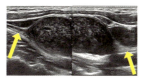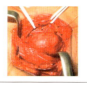

a　迷走神経由来神経鞘腫
腫瘍は迷走神経（⬆）に移行している。

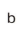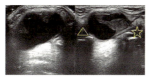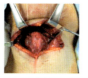

b　正中頸囊胞
舌骨（△）と甲状軟骨（☆）の間に囊胞状腫瘤がある。

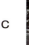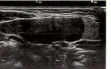

c　側頸囊胞
壁の厚さがほぼ均一な囊胞である。

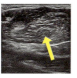

d　脂肪腫
層状の高エコーを内部に有する軟らかい腫瘤（⬆）である。

文献4、5より改変

迷走神経に連なる腫瘍には要注意

　頸部腫瘤の鑑別診断では、ここまでに述べてきた甲状腺の腫瘍、唾液腺の腫瘍、リンパ節の腫脹が主体となります。

　リンパ節が腫脹する疾患は腫瘍だけでなく炎症性疾患、自己免疫疾患などさまざまなものがあり、これらの疾患の鑑別も大事で、腫脹したリンパ節か、ほかの腫瘤かを鑑別することも重要です。それ以外にも、頸部にはさまざまな腫瘤性病変が出現します。

　まずは神経鞘腫です（a）。これは迷走神経由来の神経鞘腫です。迷走神経は超音波で必ず見えますので、迷走神経に連なっている神経鞘腫らしき腫瘤を見つけたら、迷走神経由来の神経鞘腫と診断できます。迷走神経を切ってしまうととんでもないことが起こります。例えば、今まで何の症状もなかった患者が、嚥下ができなくなります。声が出なくなったりもします。非常に大変なことが起きてしまうので、「よくわからないから、とりあえず取ってみよう」ということは絶対にしないでください。他には先天性の囊胞性疾患、正中頸囊胞（b）、側頸囊胞（c）、脂肪腫（d）などがあります。

MEMO

9. POC動脈エコー

太田智行（国際医療福祉大学病院 放射線科 准教授）

■ **PROFILE**

1997年　信州大学医学部卒業
地域密着病院で外科医、プライマリケア医としてトレーニングを受けた後、放射線科医へ転身。臨床のわかる画像診断医、general radiologist を自称しています。
超音波検査経験が多い点で、かなり稀な放射線科医かもしれません。
得意分野は超音波画像診断全般、乳腺・甲状腺・皮膚科・小児・腹部・救急などです。

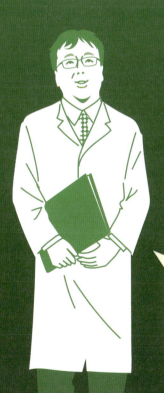

■ **DOCTOR'S COMMENT**

日本では、医師の臨床能力よりCTやMRIなどの画像診断が優先される場面も多いですが、POCUSを中心とした診療では、医師の臨床能力が大いに試されます。失敗を最小限にするよう注意を払いながら、日々研鑽するしかありません。

General POCUS

SLIDE 1

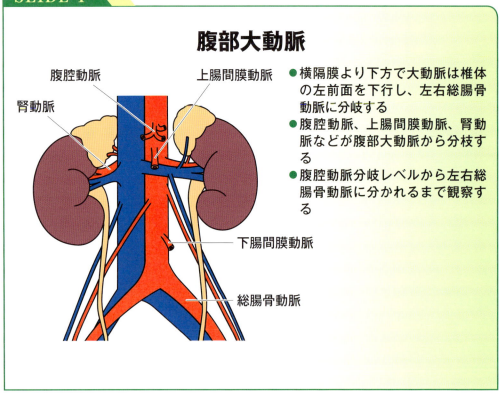

腹部大動脈

- 横隔膜より下方で大動脈は椎体の左前面を下行し、左右総腸骨動脈に分岐する
- 腹腔動脈、上腸間膜動脈、腎動脈などが腹部大動脈から分枝する
- 腹腔動脈分岐レベルから左右総腸骨動脈に分かれるまで観察する

(ラベル: 腹腔動脈、上腸間膜動脈、腎動脈、下腸間膜動脈、総腸骨動脈)

POCUSのメインターゲットの動脈は腹部大動脈

　腹部大動脈に加えて、腹腔動脈や上腸間膜動脈、腸骨動脈といった血管も病態に関与する場合があるのでしっかり見ていく必要があります。

　腹部大動脈とは、大動脈のうち横隔膜より下方の腹腔を通過する部分のことです。健康な人では、椎体の左側をほぼ真っすぐに下りてきて分岐になります。ここで大事なのは、分岐の位置まで確認するということです。途中、消化管ガスのせいで見えたり見えなくなったりすることがありますが、だいたい臍の位置に分岐がありますのでこのレベルを目安にスキャンします。この確認で、腹部大動脈瘤の有無がわかります。RUSHで腹部大動脈を見る場合は、基本的には一つの病気、すなわち腹部大動脈瘤の有無を確認します。腹部大動脈からは腹腔動脈、上腸間膜動脈、腎動脈などが分岐しますので、できる範囲で確認します。

　検査室で行う超音波検査の場合、患者は絶食の状態で来られますが、救急外来で観察する患者の場合はフルストマック（胃に内容物がある状態）のこともももちろんあります。そのため、腹腔動脈が見えないこともありますし、上腸間膜動脈の起始部がわからないこともあります。それでも、見える範囲で確実に見ていきます。「何を見ることができたのか、何を見ることができなかったのか」を明確にしながら、見ることができたところについては観察して評価します。「見えなかった」という認識もとても大事になります。

SLIDE 2

腹腔動脈

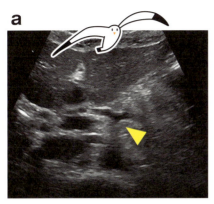

- かもめが飛んでいるように見えることから seagull sign と言われる。

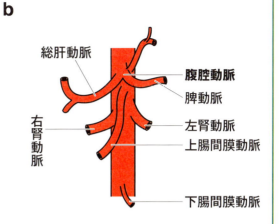

救急では、必ずしも良好に描出できるとは限らない

　腹部大動脈は、腹腔動脈の分岐レベルから左右の総腸骨動脈に分かれるところまでを観察します。腹腔動脈ですが、画面左側に総肝動脈、画面右側に脾動脈が見えてきますので、この分岐前近位が腹腔動脈です。この様子がかもめに似ていることから「seagull sign」と呼ばれています（a）。Seagull sign よりも上は必ずしも観察する必要はありませんが、ここから尾側は観察する必要があります。なお seagull sign は、緊急外来の患者では見えないこともあります。b は腹腔動脈の解剖です。腹腔動脈が分岐し、向かって左側には総肝動脈、向かって右側に脾動脈があります。

SLIDE 3

上腸間膜動脈

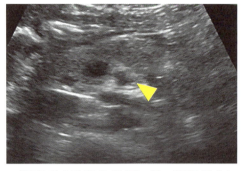
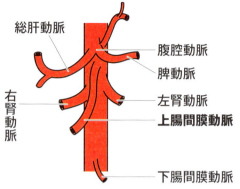

- 観察できる場合が多いが、根部がきれいに描出できるとは限らない。

上腸間膜動脈の観察は重要!!

　上腸間膜動脈は、腹部大動脈の次に大事な動脈です。お腹が痛いと訴える人やショック状態の人に超音波をあてる場合は、上腸間膜動脈は確実に確認します。ただし、これも救急外来の患者の場合は、必ずきれいに描出できるとは限りません。無症状の人でも、実は解離があるというケースがよくありますので、注意してください。

　スキャンの方向ですが、救急外来でショックの患者などを見る場合、基本的には水平断の画像でずっと追いかけて、異常がなければそれで終わります。異常が見つかれば縦走査にして評価していくということも必要です。

SLIDE 4

総腸骨動脈

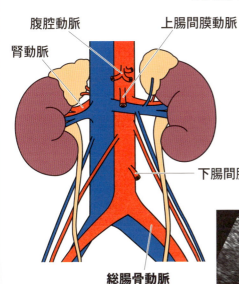

- ほとんどの場合、観察できる。
- 内外腸骨動脈は観察していないことを認識する。
- 観察していない箇所の動脈瘤の破裂は視認できないことを理解しておく。

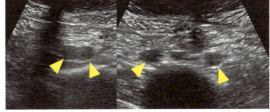

無理をしないで CT を!!

　総腸骨動脈は、ほとんどの場合が食事の影響を受けません。そのため、比較的よく見えます。上腸間膜動脈や腹腔動脈と比べると腹壁からの距離が近いことも見やすさの理由になっています。ただ、臍の周辺にあるため shadow で見えないことがよくあります。これは、臍にはゼリーを塗っても逃がすことができないガスが入ってしまうためです。そこで、頭側や尾側から tilting をして観察することも大事です。つまり、「総腸骨動脈は必ず観察しにいきましょう」ということです。

　それから、内外の腸骨動脈は観察していないということを認識しておいてください。前述のとおり、どうしても見えている画像にとらわれてしまいがちですが、見えていないところも意識することが必要です。頭の中にCT画像のようなものを最初に描いておき、超音波で見たところ・見えなかったところを明確に認識しておきましょう。

　総腸骨動脈の領域の疾患で、出血しているような病態の場合は、CTは必須の検査です。繰り返しになりますが、「超音波で評価できた箇所、評価できていない箇所」を必ず認識するようにします。特に内腸骨動脈領域の瘤や、内外の分岐部の瘤の破裂になると、後腹膜に出血していきますが、これは腹腔内に液体貯留像としても見えない場合があります。後腹膜の出血は見えないこともあるので、「腹腔内に出血がない、胸腔内にも出血がない、心タンポナーデもない、ただしこの患者は hypovolemic shock だ、どうしようか」となった場合には、後腹膜の出血は除外できていないので、必ず CT を撮ってください。

　一番大事なのは患者の臨床情報です。それを画像所見でうまく説明できないとなったら、無理をしないで CT を撮ります。超音波ですべてが見えると考える必要はありません。

SLIDE 5

腹部大動脈瘤

- RUSH プロトコルで重要なターゲット。
- 通常は無症状のことが多いが、切迫破裂時には腹痛、破裂時には腹痛、血圧低下をきたし得る。
- 腹部大動脈瘤が大動脈瘤全体の4分の3を占める。
- 紡錘状瘤より嚢状瘤のほうが破裂しやすい。
- 腹痛、血圧低下時で、その他の原因がみられない場合は、血腫が確認できなくても、仮で腹部大動脈瘤破裂とみなすべき。
- 超音波検査の弱点：後腹膜の血腫は見えないかもしれない。

腹部大動脈瘤の観察ポイント

　腹部大動脈瘤は RUSH のプロトコルで重要なターゲットになっています。通常は無症状のことが多いですが、切迫破裂時には腹痛が出現します。破裂して出血してしまうと腹痛に加えて血圧低下をきたします。腹部大動脈瘤は、大動脈瘤全体の4分の3を占めると言われており、胸部の大動脈瘤よりも発症率が高いです。つまり、非常によくみかける病態です。また、紡錘状瘤よりも嚢状瘤のほうが破裂しやすいと言われています。

　壁在血栓があって、血管径に変化がなければ側圧はそんなに高まりません。しかし、壁在血栓がなくて血管径が大きく変わるようなところでは、側圧が高まってしまいます。その結果、瘤はどんどん拡張していって破裂するリスクが高まります。ですから、検査の時間にある程度の余裕があるときは、壁在血栓の有無もしっかり見てください。

　腹部大動脈瘤が破裂して出血していても周囲の血腫が必ず視認できるとは限りません。そういった場合は、血腫が確認できなくても、仮で腹部大動脈瘤破裂とみなすべきです。見えたらそれは血腫であり、出血していることは確実ですが、見えないからといって出血していないとはいえません。そのため、他に所見がなくて hypovolemic shock になっている患者がいれば、「破裂しているはず」という仮定で動き出すことが大事です。超音波は「後腹膜の血腫は見えないかもしれない」という弱点も抱えているので、このことはぜひ知っておいてください。

SLIDE 6

腹部大動脈瘤

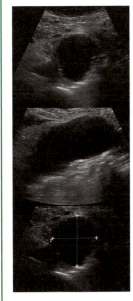

- 余裕があれば2方向で描出し、形状を評価（紡錘状か、嚢状かなど）
- 最大断面の長軸直交断面の直径（円形）あるいは短径（楕円形）、外膜間を計測する
- ただし、限局拡張例では長軸計測

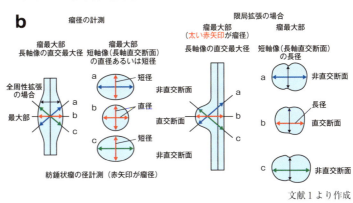

文献1より作成

2方向での描出

　腹部大動脈瘤は、急性期以外の、時間的な余裕があるケースでは2方向で描出し、形状の評価や最大割面の短径の計測を行うとよいでしょう。形状の評価とは、紡錘状瘤か嚢状瘤かなどを評価することです。なお、計測するのは外膜間で、血流部の径ではありません。ただし限局性の拡張症例では、長軸で計測（矢印）することが『腹部超音波検診判定マニュアル』の評価方針になっています。ちなみに"余裕があるケース"とは、「バイタルは落ち着いていますが、動脈瘤を一応見つけました。もしかしたら関係あるかもしれない」というような患者の場合です。

SLIDE 7

腹部大動脈瘤

c

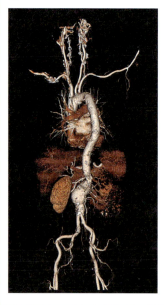

d

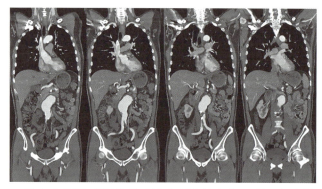

- 多くの施設で造影CT検査が実施されるが、超音波画像と対比することを心がけたい。

CT画像との対比

　腹部大動脈瘤については、多くの施設でCTを必ず撮ると思います。ほとんどの場合、cのような3D再構成画像がつくられます。この画像と超音波画像を見ながら自分の頭の中で描いた3D画像を対比し、イメージ通りだったかどうかを確認するようにしてください。CT画像には腸骨動脈が必ず映し出されます。超音波では腸骨動脈の病態や瘤を見られないこともあるので、それらをCTで確認するように心がけます。

SLIDE 8

上腸間膜動脈解離

a

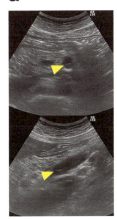

b

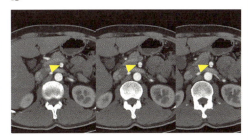

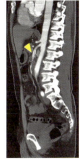

- POCUSで明確なターゲットにはなっていないが、上腸間膜動脈は注意して見る。
- 多くは保存的治療で予後良好だが、閉塞、高度狭窄をきたすと腸管壊死の可能性があり、死亡率は1～2%。
- entryは起始部から1～1.4cm（カーブ内）。

文献2より引用

- 多くの施設で、造影CT検査が実施されるが、超音波画像と対比することを心がけたい。

上腸間膜動脈の観察は必須

　上腸間膜動脈解離は、RUSHのプロトコルで必ず見ることにはなっていませんが、しかし決して少なくない割合で、腹痛で運び込まれる人のなかに見られます。スクリーニングでも救急でも、大動脈を観察するときには上腸間膜動脈にも注意を払うようにしましょう。特に立ち上がりの、一番最初のきれいな断面で見えるところは必ず確認する必要があります。なぜなら多くの場合、起始部から1～1.4cmのカーブの中で解離が起きていて、立ち上がったところではたいてい解離が観察できるからです。ここで観察できなければ、多くの場合で解離がないと言えると考えています。上腸間膜動脈解離の多くは保存的治療で予後良好ですが、閉塞や高度狭窄をきたすと腸管壊死の可能性があります。その場合の死亡率は1～1.2%ぐらいとされています。

　解離があった場合は必ず縦走査にし、可能であればドプラをかけ、血流の有無や、その方向、解離の程度などを確認する必要があります。それからCTも撮り（b）、解離を確認します。

POINT!

超音波で解決しない腹痛は、CT（被曝考慮する場合はMRI）を撮る。

MEMO

10. POC 静脈エコー

児玉貴光（多治見市民病院 救急総合診療部）

■ **PROFILE**
1996年　自治医科大学医学部医学科卒業
専門：救急医学・集中治療医学・危機管理学
「エビデンスに基づいた、世界標準の医療を提供できるように研鑽しています」

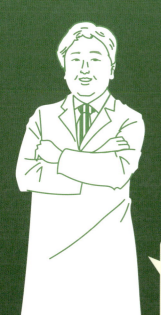

■ **DOCTOR'S COMMENT**

POCUSの発展により、症状・徴候に基づいた超音波診断の系統的アプローチや、焦点を絞った走査方法と結果の解釈が開発され、臨床現場に浸透してきていますので、この知識と技術を修得することは必須です。

General POCUS

SLIDE 1

深部静脈血栓症と肺血栓塞栓症

a　発生数と発生場所

		市中発生	院内発生	合計
非致死的	DVT	200,482	265,233	465,715
	PE	86,511	209,471	295,982
VTE関連死	治療されたVTE	8,124	18,349	26,473
	未治療のVTE	63,541	153,853	217,494
	突然死	36,870	89,275	126,145
関連疾病予後	血栓後症候群	177,236	218,437	395,673
	肺高血圧	1,173	2,961	4,135

単位：件

b　再発率

DVT	
有症状、かつ診断	0.10
DVTからの死亡	0.006
PEに至るDVT	0.115
再発（初年度）	0.104
再発（以降）	0.02

PE	
有症状、かつ診断	0.29
PEからの突然死	0.11
未診断PEによる死亡	0.30
診断されたPEによる死亡	0.08
再発（初年度）	0.025
再発（以降）	0.005

単位：%

文献1より改変

下肢静脈で一番大切なのは、DVTを検索すること

aは、深部静脈血栓症（deep vein thrombosis：DVT）と肺血栓塞栓症（pulmonary thromboembolism：PE）について、ヨーロッパ6ヵ国における調査結果をまとめたデータです。この表を見ると、DVTが院内で非常に多く発生していることがわかります。そして、DVTからPEになり、最終的には突然死する人たちの数がとても多いこともわかります（b）。2011年に日本循環器学会が出したデータによると、日本では、人口100万人あたり126人がPEを発症しています。これは、その20年ぐらい前に比べて4倍以上の数字です。DVTからPEになる人が、日本でも増加しているというのが現状です。したがって、PEの原因となるDVTを早く見つけ出すことは非常に重要です。

DVTやPE罹患患者へのフォローアップ

bからDVTもPEも、初年度の再発率が非常に高いということがわかります。すなわち、DVTやPEに一度なった人については、発症初期には厳密にフォローアップしていく必要があるのです。

では、フォローアップのためにいったい何をすればよいかということですが、DVTからPEになるリスクのある人たちに、毎回造影剤を使用した検査を行うのはリスクもあり、非常に大変です。CTで心臓から下大静脈、さらに下肢の血管まで全部見るという方法もありますが、これもかなり時間を要します。となるとやはり、超音波を使ってDVTを検索するという方法が理想的です。

SLIDE 2

それぞれの立場からのDVTスクリーニング

a 米国の救急医が初期研修で学ぶべき項目
- 外傷
- 正常妊娠
- 腹部大動脈瘤
- 心臓
- 胆道系
- 尿路系
- 深部静脈血栓
- 軟部組織/筋骨格系
- 眼球
- 腸管
- ガイド下手技

b 米国の集中治療医によるDVTスクリーニング

推奨	Grade 1B
ソノグラファー	感度 88%
	特異度 98%
集中治療医	感度 85%
	特異度 100%

文献2、3より改変

DVTをエコーで検索できることが強く推奨される

aは、アメリカ救急医学会が出している救急超音波に関するpolicy statementから抜粋したものです。アメリカでは、救急医学のレジデンシープログラムは3年課程で学びます。ガイドラインでは3年間で学ぶべき項目が定められていて、「DVTの検索は絶対にできなければいけない」とされています。

bは、アメリカ集中治療医学会が出しているガイドラインから抜粋したものです。集中治療医がDVTの検索をエコーで行うことの推奨度は、1Bという高いグレードで設定されています。そしてエビデンスレベルはBと、それなりに高いものになっています。また、DVTを集中治療医が検索した場合、どれぐらいの感度・特異度が得られるのかを、ソノグラファーが検索した場合と比較したデータがあります。これを見ると、感度も特異度も、ほぼ同等ということがわかります。つまり、いわゆる専門医、あるいは専門的にトレーニングを受けたソノグラファーではなくても、総合医がエコーをしてDVTを検索する、あるいは鑑別を行ったとしても信頼度は高いということです。

SLIDE 3

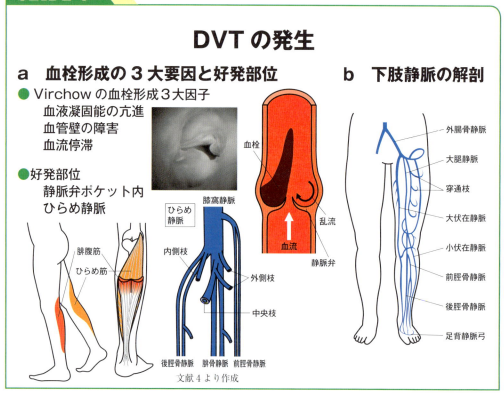

DVT はどこで発生するのでしょうか？

　「どこで血栓ができやすいのか」（a）ということですが、まず危ない場所の一つが静脈弁のポケットができているようなところで、こういうところはどうしても血流が停滞しやすいです。よって、静脈弁の近くには血栓ができやすい、と覚えておいてください。

　もう一つ重要なのは下肢です。bの解剖図で、血流が停滞する場所とはどこだと思いますか？静脈弁は下肢血管のいろいろなところにあります。それ以外に血流が停滞する可能性があるのは血管が合流するような場所です。血管が合流しない場所、すなわち血管が真っ直ぐに伸びているところでは、血流が停滞する可能性はあまりありません。なぜなら、血流というのは基本的に層流になっているからです。ところが、血流が合流するような場所には乱流が起こりやすく、乱流が起こると血流が停滞するリスクが出てきます。英語でよく「Turbulence がある」と言われますが、そういった場所の一つが鼠径部、もう一つは膝窩部で、この2ヵ所に血栓ができやすいのです。

　以上のことから、鼠径部や膝窩部をはじめとした血栓が起こるリスクの高い場所から検索していくことによって、大きな DVT、つまり命にかかわる可能性がある PE のもとになるものを早く検索することができるのです。

> **POINT!**
> 　「Virchow の血栓形成3大因子」というのがありますが、この3大因子の中には「血流停滞」が含まれています。これは非常に重要です。実際に血管の合流部を探していく場合、表在を見るためプローブは基本的に高周波のものを使います。

SLIDE 4

標準的評価法

- ●検査領域
    - 下大静脈を含めた下肢静脈系
- ●検査機器
    - 骨盤部：セクタプローブ
    - 下肢　：リニアかコンベックスプローブ
- ●検査条件
    - 形態診断：Bモード
    - 血流診断：カラードプラ法かパワードプラ法
- ●診断
    - 部位診断（血栓範囲）
        - 大腿静脈系→膝窩静脈系→下腿静脈系
        - →下大静脈・腸骨静脈系
    - 性状診断（血栓性状）
        - 血栓の固定性（浮遊性）、経時的変化
        - 静脈炎の有無
    - 血流診断（還流障害）
        - 静脈弁不全の有無

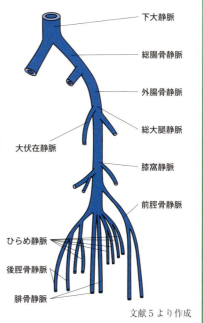

文献5より作成

DVTの検索は本当に簡単なのか？

　実は少し前まで、DVTを診断するときは専門の医師や技師に来てもらい検索してもらっていました。それぐらいDVTの評価は難しかったのです。どういうことかというと、日本超音波医学会が「標準的評価法」を定めているのですが、このやり方ではすべての下肢の血管を検索することを推奨しており、下大静脈から、ひらめ筋内の静脈まで、文字通り「全部」検索する必要があったため、とても難しかったのです。

　ただ、ちょっと考えてみてください。例えば今、目の前にショックの患者がいるとします。この患者にPEの疑いがあった場合、PEの傍証としてDVTを検索しようとなるでしょう。このとき、下大静脈からひらめ筋の静脈まで全部探すなんていうことは、手間や時間、テクニカルなことも考えると実際にはやっていられません。よって、「標準的評価法」が定める検索方法は、緊急時にはあまり向いていないわけです。

　そこで、「もっと簡単に検索するにはどうしたらいいだろうか？」ということが考えられてきました。その結果としてたどり着いたのが、前述した鼠径部と膝窩部のそれぞれの血管合流部でDVTを検索するという方法なのです。

SLIDE 5

2点圧迫法

a　検査部位

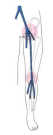

大伏在静脈と総大腿静脈が合流する部位から5cm遠位まで

膝窩静脈近位〜分岐部まで

b　鼠径部のスキャン

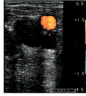 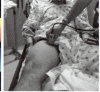

ドプラ画像　　仰臥位

c　膝窩部のスキャン

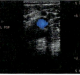

ドプラ画像　　膝関節を屈曲する

d　鼠径部の見え方（模式）

大腿静脈／大伏在静脈／浅大腿静脈／深大腿静脈

文献6、7より改変

2点圧迫法

　前述した「とりあえず鼠径部と膝窩部だけ見ればよい」という方法を、2点圧迫法と呼びます。具体的にはaのように、大伏在静脈と総大腿静脈が合流部から5cm遠位と、膝窩静脈近位〜分岐部までを見ます。では、どうして2点圧迫法が緊急時にDVTを検索する方法として受け入れられるようになったかというと、コホート研究が行われた結果です。この研究により、「命にかかわるようなPEは、基本的には膝窩部か鼠径部のどちらか、もしくはその両方にDVTが存在しているはずだ」ということが証明されました。この際、鼠径部は患者が仰臥位のままでスキャンすることができ、さらに少しだけ下肢を外旋してもらうとより見やすくなります（b）。膝窩部については、患者の状態が許せば伏臥位になってもらうことが望ましいですが、ショック状態の患者を伏臥位にすることは難しいです。その場合には股関節を屈曲外転外旋し、膝関節を屈曲させることによって、膝裏からプローブをあてることができ、観察が可能になります（c）。

観察するべき項目と場所

　観察していったときの見え方を、鼠径部の例で模式化したものがdです。一番近位側は大腿静脈が見え、もう少し遠位にいくと大伏在静脈が流入してくるところが見えます。そしてまたもう少し遠位にいくと、深大腿静脈が合流するところが見えます。こういった部分を観察します。

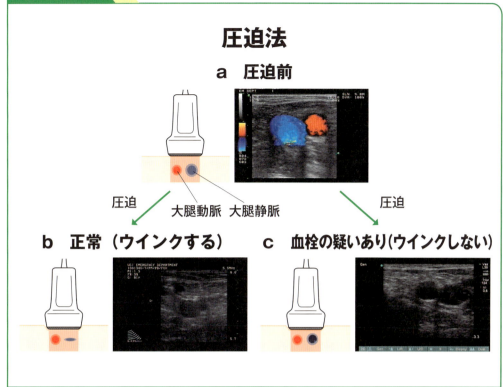

観察したときの画像を見ていきましょう

　基本的に、動脈と静脈は伴走しています。aは鼠径部を見たところですが、動脈と静脈は、軽くプローブをあてた状態では両方ともが広がって見えます。

　このとき、プローブを上から少し押しあてる、すなわち圧迫するとどうなるかを表したのがbです。ある程度の力をかけると、動脈は潰れませんが静脈は潰れます。bの超音波画像を見ると静脈がなくなっているのがわかると思います。静脈の上の壁と下の壁が完全にくっついてしまい、動脈は写っていますが、その横に伴走しているはずの静脈は写っていません。これを「ウインクする」と表現します。この画像の意味するところは、「この部位の静脈の中には、固形物や構造物はありません」ということで、つまり「血栓はありません」という意味です。プローブの圧力で静脈が完全に虚脱して、超音波画像から消えてしまうのが正常なのです。

　一方で、押しあてても静脈が虚脱しないケースもあります。これがcの、静脈の中に血栓があるケースです。bと同じようにプローブで圧迫していますが、ウインクをしません。ウインクをしない、すなわち静脈が潰れないということは、静脈の中に何か構造物があるという意味です。これは、血栓をまず疑うことになります。よく見ると血管の中に何となく淡い影が見えることがあります。このようなときにDVTを強く疑うことになります。

SLIDE 7

2点圧迫法の精度

a　精度

観察方法	特異度	近位DVT感度	遠位DVT感度
圧迫のみ	97.8%	93.8%	56.8%
2点圧迫＋ドプラ	94.0%	96.5%	71.2%
3点圧迫＋ドプラ	96.4%	96.4%	71.2%

b　孤立性DVT

2,451人の患者を検査し、362人（14.7%）にDVTが存在

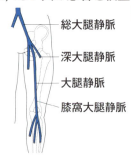

孤立した血栓ありの症例数
- 総大腿静脈 5/362（1.4%, 95% CI 0.2-2.6%）
- 深大腿静脈 3/362（0.8%, 95%CI 0.1-1.8%）
- 大腿静脈 20/362（5.5%, 95% CI 3.2-7.9%）
- 膝窩大腿静脈 53/362（14.6%, 95% CI 11-18.2%）

ERでDVTを疑われた患者の6.3%は孤立性DVTである

文献6、8より改変

もとからある構造物と血栓とを見分ける

　もとからある構造物と血栓とを見分ける際、2点圧迫法の精度をめぐる問題が出てきます。aは、①ドプラを使わずに圧迫のみで検索した場合と、②鼠径部と膝窩部でそれぞれ1箇所の合計2箇所を圧迫しつつドプラを使った場合、さらに、③鼠径部でさらにもう1箇所圧迫する合計3箇所の圧迫に加えてドプラを使った場合という、3つのケースで感度と特異度を調べた結果です。ドプラを使うと、動脈や静脈の位置は解剖学的に鑑別しやすいというメリットがありますが、最終的なDVTの感度は少し下がります。というのも、ドプラの影や青、赤などの色が入ることによって、静脈内の構造物が見えにくくなるからです。静脈については、プローブの圧迫によって潰れきったか、まだ潰れきっていないかがわからないケースがあることも、構造物が見えにくくなる原因の一つとして挙げられています。そのため、圧迫をして静脈を潰す際は、まずはドプラをかけずにノーマルな画面で圧迫を行い、完全に静脈がウインクしたことを確認することが重要です。

　2点圧迫法で本当に見落としなくDVTが見つけられるかについては、現在もリサーチが続いています。bで紹介しているのは2015年に発表されたデータで、「DVTがどこに存在したか」を調べたものです。これを見ると、例えば大腿静脈や深大腿静脈の本幹といった、静脈の合流部ではない場所でも血栓が見つかっています。こういった、"孤立した血栓"を持つ人たちが一定の割合で存在することがわかっています。その割合は全体のうち6.3%です。ということは、救急患者でDVTを疑って2点圧迫法、もしくは3点圧迫法で検索をし、「DVTはありません」と判断した場合でも、実は20人に1人ぐらいは見落としてしまう可能性があるということです。

SLIDE 8

ミルキング法

- ●プローブよりも遠位の下肢を圧迫
  - ➡ 血栓があればドプラが欠損
  - ➡ フローが増えれば静脈開存を示唆

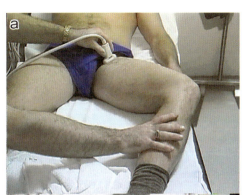
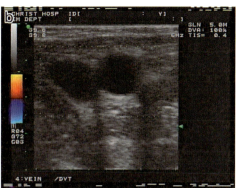

ミルキング法

　血栓の検索には、圧迫法に加えて補助的な方法もいくつかあります。その一つがミルキング法です。ミルキング法では、プローブを鼠径部や膝窩部にあて、そこよりも遠位側をもんで圧迫します（a）。静脈を完全に閉塞する大きな血栓があれば静脈内のドプラ像が欠損し、フローが増えれば静脈開存を示唆します。

　プローブをあてるとき、aのように腓腹筋をもむのがミルキング法の特徴です。こうすると、プローブをあてているところでは血流がぐっと増大します。これは、もむことで静脈還流が増えるということをプローブで確認しているということになります。すなわち、「もんでいる場所からプローブをあてている場所までの太い血管は開通していますよ」ということになります。また、動脈と静脈が鑑別しにくいとき、もむことで血流が増えたほうが静脈だと判定することもできます（b）。

SLIDE 9

超音波によるDVT診断のまとめ

a 鑑別を要する画像
- 静脈弁に横たわるRouleaux formation

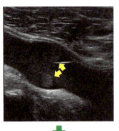

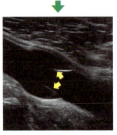

b DVT診断

大基準	小基準
静脈の非虚脱性	エコー原性血栓
	静脈怒張
	陰影欠損
	呼吸性変動の消失
	バルサルバ効果の消失
	増大圧の消失

文献9より改変

超音波によるDVT診断のまとめ

鑑別を要する画像

　静脈弁のところには血流停滞が起こり血栓ができやすいと述べました。ところが、例えばaのように、静脈弁の近くに血栓ではなく「rouleaux formation」があるケースがあり、これについては注意が必要です。Rouleaux formationは圧迫すると消え去るので血栓ではないので、間違えないようにしましょう。

超音波で血栓を見つける方法は難しくない

　超音波による血栓の見つけ方は、静脈の場所さえわかれば、ただプローブで押したり押さなかったりするだけで、テクニカル面で言うと難しくありません。しかも、鼠径部と膝窩部という2点を圧迫するだけでよく、念のため両側の下肢を見るとしても、4ヵ所にエコーをあてるだけで致死的なPEを起こす可能性があるDVTを検索することができます。bの診断基準についてしっかりと覚えておきましょう。

POINT!

　よくERなどでDVTの疑いがある患者が来たとき、Wellsのクライテリアで合計点を計算すると思います。研修医には必ず「計算しなさい」と教育しているのですが、そもそもDVTと思われるものに点数を高くつけるので、このクライテリアが臨床で決定打となった症例を経験していません。このような計算をする暇があったら、超音波装置を立ち上げて4ヵ所にプローブをあててみればいいのです。これが一番簡単なDVTの検索法ということになると思います。

11. POC 超音波ガイド下手技

方波見 謙一（北海道大学病院 救急科 助教）

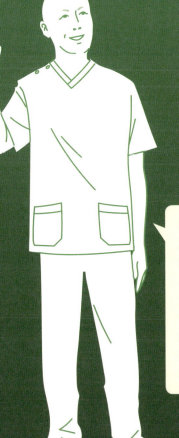

■ PROFILE
2006年　北海道大学卒業
2008年　北海道大学病院先進急性期医療センター
2010年　砂川市立病院救命救急センター
2012年　市立札幌病院救命救急センター
2014年　北海道大学病院先進急性期医療センター
専門：救急、集中治療、中毒、災害、麻酔、気道管理、超音波診断、医学教育

「北海道大学病院救急科専門研修プログラムでは、地域の病院へのER支援、ICUでの集中治療など、1次から3次まで幅広く研修できます。特に超音波を使用した診断に関しては、どこの研修にも負けない能力を身につけてもらおうと考えています」

■ DOCTOR'S COMMENT

救急集中治療医にとって超音波は、身体所見をとるうえで必須のものとなりました。ほとんどの急性期疾患はPOCUSを行うことでその場で診断でき、早期の治療介入につなげることができます。ICUでの日々の管理においても、POCUSを行うことで緊急性の高い状況を早期に認知できます。興味のある先生、ぜひ一緒に札幌で勉強してみませんか？

General POCUS

SLIDE 1

超音波ガイド下手技をはじめる前に

なぜ超音波ガイド下なのか？
① 安全に。　② 迅速に。　③ 確実に。

準備で大事なこと
① リスクを評価する。　② 体位をとる。
③ プレスキャンをする。

超音波ガイド下手技
①血管穿刺：中心静脈穿刺、末梢静脈穿刺、橈骨動脈穿刺
②心嚢穿刺　③胸腔穿刺　④腹腔穿刺　⑤関節穿刺
⑥神経ブロック

超音波ガイド下手技をはじめる前に

なぜ超音波ガイド下なのか？

　理由の第一は、安全だということです。かつてブラインド（盲目的）で穿刺を行っていたころは、いくら注意しても合併症がありましたが、超音波ガイド下で行うようになってからはほとんど合併症は起こらなくなりました。指導医は研修医の手技を超音波を使って見ることもでき、客観的に評価することも可能になりました。また、ブラインドで行っていたころは、どこを刺しているか正確にはわかりませんでしたが、今は超音波画像で観察しながら穿刺を行うことができます。そのおかげで、より早く確実な手技ができるようになりました。

手技を行ううえで大事なこと

　まず1つ目は、手技に対するリスク評価です。これは必ずしもエコー下手技に限ったことではありませんが、例えば、血管穿刺には凝固障害の有無や出血といったリスクがあります。また、部位によっては「本当に今、その処置が適切なのか」ということを評価する必要もあります。
　2つ目は「体位をとる」ことで、これが意外に重要です。三次救急にいると重篤な患者に対応する機会が多いですが、そういう患者では、本来であればとりたい体位をとることができないケースが多く、その状況の中で、いかにして適切な体位をとるかが重要になります。さまざまな外傷で運ばれてきますので、特に救急の重症患者では体位は考慮しなければいけません。
　3つ目は、いきなりエコー下手技に入るのではなく、プレスキャンをすることです。まずは超音波で見て、血管が普通にあるか、何か重なったりしていないかといった情報を確認するプレスキャンが、エコー下手技では大事になってきます。

SLIDE 2

中心静脈穿刺（CV）プローブの持ち方

a　プローブの把持

4指でプローブの角を固定
安定したプローブの固定

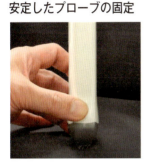

針の太さは0.6mm

▼

プローブが1mm
動くと針を見失う

**b　第4指は
プローブの角に**

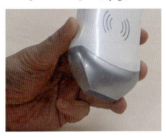

プローブの最下部を把持

第4指はプローブの角に

▼

皮膚に固定するときの台

**c　第4指を皮膚と
プローブの間に置く**

手と第5指を接地

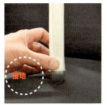

第4指の位置

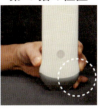

文献1より改変

中心静脈穿刺（CV）のプローブの持ち方

　日本医学シミュレーション学会より、『超音波ガイド下中心静脈穿刺インストラクターズ・ガイド』が公開されています。まずはここから、プローブの持ち方のポイントとなる部分を抜粋します。細かなポイントが実際の手技では大事になるということを確認しましょう。

① CVの針の太さは0.6mmと細く、プローブが1mm動くだけでも針を見失ってしまうため、aのように、4本の指でしっかり持ってきちんと固定することが大切です。

② 第4指をプローブの角に置いて固定します（b）。

③ 第4指を皮膚とプローブの間に置いて、きちんと固定してあてます（c）。

SLIDE 3

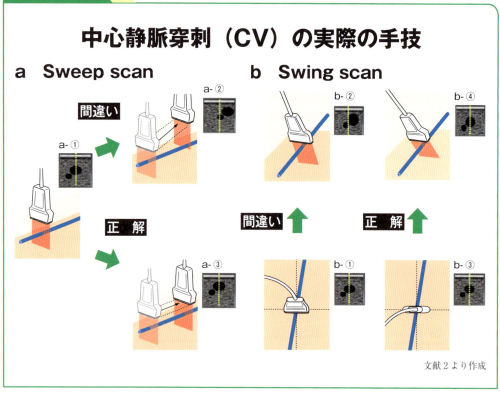

文献 2 より作成

中心静脈穿刺（CV）の実際の手技

　2017 年に、日本麻酔科学会安全委員会が『安全な中心静脈カテーテル挿入・管理のためのプラクティカルガイド』を策定しました。ここでは CV の実際の手技、おもに大切な二つの走査法について説明します。

sweep scan

　プローブを slide しながら血管走行を探る走査法です（a）。正しい走査が行われないと、a-② のようにどんどんずれていって、目標とする血管から外れてしまいます。a-③ のように、きちんと血管の走行に沿ってプローブをあてることができたら、目標とする血管の中心からは外れません。

swing scan

　プローブを tilting して血管走行を探る走査法です（b）。血管走行を把握するために大事な走査です。

SLIDE 4

穿刺部位をどこにするか？

穿刺部位	長所	短所
内頸静脈	●血管の描出が容易	●横に内頸動脈がある ●体位をつくる必要がある
鎖骨下静脈	●感染の可能性が低い ●血栓症の可能性が低い ●患者の苦痛が少ない	●気胸の可能性が高い ●血管の描出が困難 ●止血が困難 ●Pinch-off症候群のリスクがある
大腿静脈	●穿刺が容易 ●体位をつくる必要がない	●感染の可能性が高い ●血栓症の可能性が高い

穿刺部位はどこがいいでしょうか？

　例えば内頸静脈に対して行う場合、静脈の同定が容易、合併症が少ない、血栓形成が少ない、超音波ガイド下で穿刺可能といった長所があります。しかし、カテーテルの違和感が強いという短所があります。

　救急の現場では、"目の前の患者を助けなければいけない"ということが先決ですので、とにかく患者が来たら大腿動静脈に、構わず穿刺していくということが少なからずあります。これには血栓形成や感染のリスクがあり、当然、われわれはそれらのリスクを知りつつも、蘇生という点を一番に考えてこの方法を選択しています。そして、蘇生が成功したら入れ替えるというようなこともします。

　このように、その場の状況に応じて最適な選択ができるよう、それぞれの部位の長所・短所を理解することが大事です。

*カテーテルが鎖骨と第1肋骨との間に挟まれて起こるカテーテルの閉塞や断裂といった合併症をpinch-off syndromeと総称する。

SLIDE 5

短軸交差法

a 利点と欠点
- 利点：動脈との位置関係がわかりやすい。
- 欠点：針先の位置がわかりにくい。

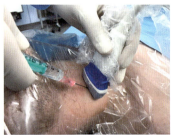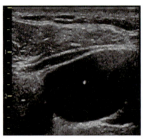

b 針先の見え方

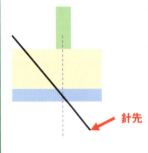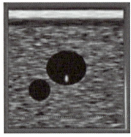

血管内に入っているように見えても針先が貫通している可能性がある。

文献4より改変

"位置"に注意

<u>Out of plane法</u>とも呼ばれます（a）。動脈との位置関係がわかりやすいので、ほとんどの研修医や若いドクターはこの方法で穿刺を行っています。

ただし、<u>針先の位置関係がわかりにくいという欠点</u>があります。そのため、針先をきちんと把握しないでいると、血管の後ろまで貫いてしまうという危険性があります（b）。

SLIDE 6

短軸交差法

c 頸部の解剖

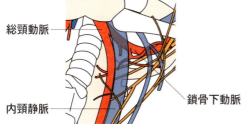

内頸動脈
上甲状腺動脈
内頸静脈
上甲状腺静脈
内甲状腺静脈
甲状軟骨
横隔神経
前斜角筋
右葉　左葉

総頸動脈
内頸静脈
鎖骨下動脈

d 超音波で観察した様子

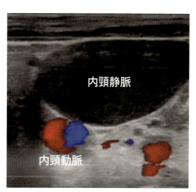

内頸静脈
内頸動脈

やりやすい。けれども落とし穴が！

　どうしてスライド5（b）のようなことが起こるかというと、血管の枝などが頸静脈の裏に回っていることがあるからです（c）。頸動脈の裏には神経もあります。後ろの動脈の枝に入ってしまったら大変なことになりますので、針先の位置には要注意です。

　プローブをあててみると、内頸動脈と内頸静脈の後ろに血流がある場合があります（d）。このようなところに針が入る可能性があるというリスクをきちんと理解しておきましょう。

SLIDE 7

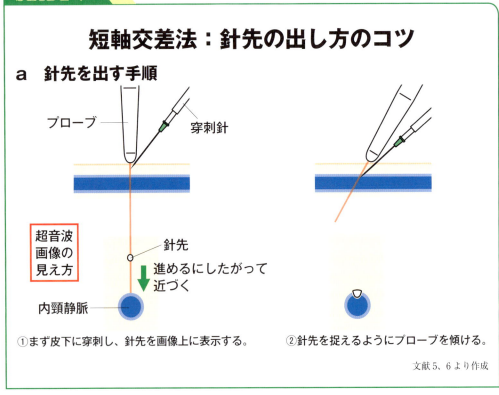

短軸交差法：針先の出し方のコツ

a　針先を出す手順

① まず皮下に穿刺し、針先を画像上に表示する。
② 針先を捉えるようにプローブを傾ける。

文献5、6より作成

ゆっくり追いかける

　画面上に「これが確実に針先だ」と言えるものが映るように刺します。そのうえで針をゆっくりと進めます。このとき推奨されているのが、前述のswing scanです。プローブの場所は変えずに角度を変えることで、針先を追いかけることができます（a）。

SLIDE 8

短軸交差法：針先の出し方のコツ

b　針先の位置確認

①まず針先を画面に。
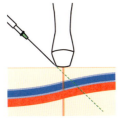
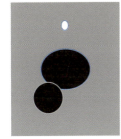

②プローブを倒す。
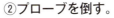
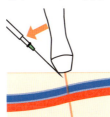

③針先を進め、画面上に。
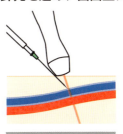

落ち着いて、慎重に

　針を刺したらまず画面の中央に針先を出します（①）。この後、針先を進めるためには、針は動かさず、まずは針の進行方向を出すようにプローブを少し寝かせます。そうすると針先は一旦画面から消えます（②）。ここから針を先に進め、再び画面上に針先が出るようにします（③）。これを繰り返し、まずは血管の直上まで針先をもっていきます。

　血管内に入れるときも①〜③を繰り返しますが、刺入には手首のスナップが重要となります。刺入後は針先が血管内にあることを確認することが大切です。

SLIDE 9

長軸平行法

- 利点：針先を観察したまま穿刺ができる。
- 欠点：後壁を貫通することは少ないが、側壁を貫く可能性はあり。短軸交差法では周囲の動脈などが観察できたが、長軸平行法ではできない。

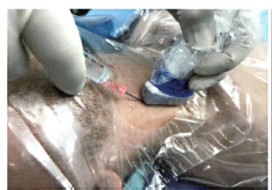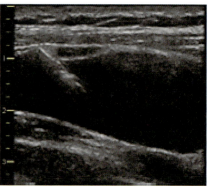

文献4より引用

神経のブロックはほとんどこの方法

In plane法とも呼ばれます。この方法のよいところは、針がどこまで入っているのか、その位置が確実にわかることです。そのため、後壁を穿刺して貫いてしまうリスクはかなり少なくなります。逆に欠点は、プローブを縦にすることが難しいケースがあることです。aの写真では頸をかなり伸ばすことができていますが、頸をまったく伸ばせないケースでは長軸平行法は行いにくいため、患者に応じて使い分けることが必要です。

SLIDE 10

長軸平行法：針先の出し方のコツ

a　針先の角度

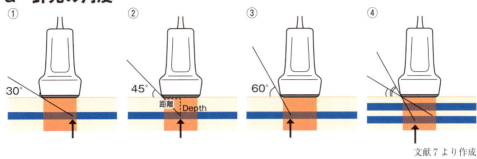

文献7より作成

b　アタッチメント

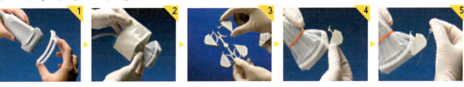

（画像提供：センチュリーメディカル）

針を出しやすくするための便利な道具もある

　針先を出す際、角度がつきすぎてしまうと、超音波で映し出す範囲の端のほうに針がいってしまいます（a-①）。逆に角度が急になり過ぎると、今度は手前側で深くなってしまいます（a-③）。45°の角度で刺すとプローブの中心までの距離と針先までの距離が二等辺三角形となり、ちょうど画像の中央に針先が出てくる形になります。

　bのようなアタッチメントがあります。これを使うとプローブが左右にずれなくなるので、針を出す際のストレスがかなり減ります。ただ、慣れないとすぐにはうまく使えませんので、日頃から練習しておくとよいでしょう。

SLIDE 11

超音波ガイド下手技を安全に行うために

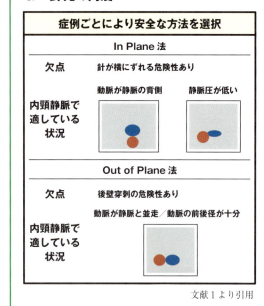

a 針先の角度

b 実際の流れ

文献1より引用

超音波ガイド下手技を安全に行うために

　これまで述べたように、短軸法と長軸法にはそれぞれの長所と短所、適している症例があります。それらに加えて、患者の状態に応じて使い分けることが大切です（a）。

　また、bに実際の流れを示しました。金属針の場合、逆血があればガイドワイヤーを入れますが、リーフロー留置針のようなガイドのある針の場合は、逆血があったとしてもその後入っているかどうかがわからないときがあります。このような場合は、色や血流が静脈血に見えるかどうかを確かめます。そして、見える場合はガイドワイヤーを入れ、見えない場合は静脈血を確認します。

SLIDE 12

超音波ガイド下手技を安全に行うために

a　6ステップアプローチ

①プレスキャン	④針先の確認
●静脈、動脈など、解剖上の構造を確認する ●解剖上の変化を確認する ●短軸（横断面）と長軸（縦断面）のビューを使う ●上記3項目は穿刺箇所を覆う前に行う 	●ガイドワイヤーを挿入する前に、針先が間違いなく静脈内に入っていることを確認する
②静脈の観察	⑤ガイドワイヤーの確認
●コンプレッション超音波を使い、静脈血栓塞栓症を除外する ●カラードプラとドプラ流量測定を用い、静脈の開存と血流量を確認する	●ガイドワイヤーが適切な位置にあることを短軸と長軸の画像で確認する 
③超音波ガイド下穿刺	⑥カテーテルの確認
●無菌的アプローチを用いる ●短軸交差法（out of plane法）または長軸平行法（in plane法）を用いる ●静脈へのアプローチ中と静脈を穿刺している間はこまめに針先を確認する	●中心静脈カテーテルが静脈内で適切な位置にあることを短軸と長軸の画像で確認する 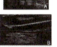

文献4より改変

きちんとエコーで追いかける

6ステップアプローチ（a）、3ステップアプローチ（スライド13、b）、ともにアプローチ方法はほとんど同じですが、それぞれの穿刺方法のよいところ、悪いところを理解して、合併症を避けながら進めていきましょう。

6ステップアプローチ

まずプレスキャンをして、静脈の状態を確認します。プローブで押して潰れるかどうか、どれくらいの虚脱率かといったところも見ていきます。

救急の現場だと、ひどい脱水症状にあることがあります。そうすると、最初から静脈がとれなかったりするので、その場合、体位を少し変えたり、輸液をしながら穿刺することもあります。穿刺後に針先を確認しますが、この後が大事です。針が正しく入っているかどうか、超音波でガイドワイヤーをしっかりと確認してください。

SLIDE 13

超音波ガイド下手技を安全に行うために

b　内頸静脈穿刺の3ステップアプローチ

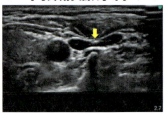
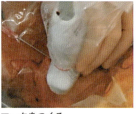
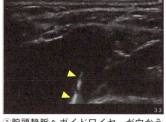

①短軸交差像で血管前壁を圧迫しハートマークをつくる。

③腕頭静脈へガイドワイヤーが向かうのを確認する。

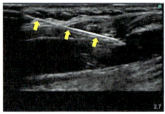
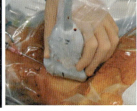

②長軸平行像にして、針全体を観察し、後壁を貫通していないかどうか観察する。

文献8より引用

合併症を避けながら確認する

3ステップアプローチ

　まずは短軸で見て、きちんと静脈の上まで持っていきます。次に、そこから深さを見るために長軸に変え、深さを見ながら後壁を穿刺しないように針を入れていきます。最後にガイドワイヤーを確認します。

SLIDE 14

穿刺にまつわる合併症

a　方法別

穿刺部位		ランドマーク法	エコー下穿刺
内頸静脈	合併症	136/1,000	39/1,000
	成功率	850/1,000	952/1,000
鎖骨下静脈	合併症	155/1,000	81/1,000
	成功率	899/1,000	944/1,000
大腿静脈	動脈穿刺	134/1,000	54/1,000
	成功率	847/1,000	940/1,000

文献9、10より引用

b　部位別

	大腿静脈 vs 鎖骨下静脈	内頸静脈 vs 鎖骨下静脈	大腿静脈 vs 内頸静脈
血流感染症	3.4 (1.0〜11.1)	2.3 (0.8〜6.2)	0.9 (0.5〜1.8)
症候性深部静脈血栓症	3.4 (1.2〜9.3)	1.8 (0.6〜4.9)	2.4 (1.1〜5.4)
機械的合併症	0.3 (0.1〜0.8)	0.5 (0.3〜1.1)	0.5 (0.2〜1.4)

文献11より改変

急患穿刺には超音波ガイド

aに、ランドマーク法と超音波ガイド下の合併症について発生率を挙げました。内頸静脈穿刺の標準的手技は、かつてはランドマーク法でしたが、現在は超音波ガイド下手技のほうが合併症も少なく、普及しつつあります。特に救急の現場では、超音波ガイド下での穿刺が推奨されています。

bに、静脈の部位別に起こる合併症の発生率を挙げました。リスクマネジメントとしてできる限り、合併症が少ないところを知っておくことは大事です。

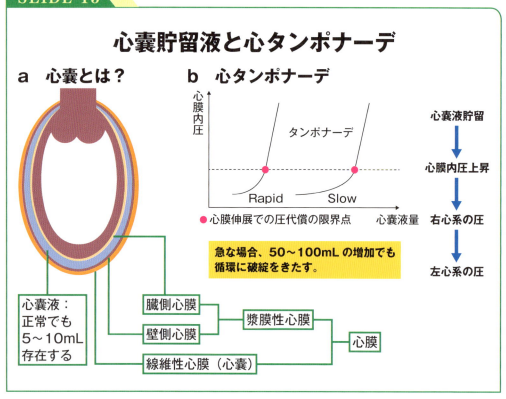

刺すかどうかは緊急度で決める

　心囊というのは、心臓の周りにある漿液性の心膜と線維性の心膜に囲まれているところのことです（a）。

　心囊に、異常に液体がたまっている症状を心囊液貯留と言います。心囊液貯留と心タンポナーデとはまったく別ものですので、しっかりと覚えておいてください。心タンポナーデとは、心囊液貯留からさらに臨床症状が出て、循環が破綻した状況のことです（b）。ですから心囊液がいくらたまっていても、循環動態が破綻していない状態は心タンポナーデとは言いません。

　なぜ心囊液貯留と心タンポナーデの違いを理解しておくことが重要かというと、「心囊液があった。刺さなきゃ！」と考えてしまう人がいるからです。心囊液貯留と心タンポナーデの違いを知っていれば、このような発想には至りません。心囊液貯留であれば「今は落ち着いているでしょう」ということになるので、刺すかどうかの判断は臨床症状、すなわち循環動態が安定しているかどうかを見極めたうえで、緊急度によって決めます。

SLIDE 16

超音波での観察

心嚢へのアプローチ

ポイント
最も心嚢液が多く観察され、手技が行いやすい部位を選ぶ。

心窩部アプローチ
- 剣状突起と肋骨の間から、左肩方向に30〜45°。
- 腹腔内穿刺のリスクあり。

傍胸骨左縁アプローチ
- 第5肋間が多い。気胸のリスクあり。
- 内胸動脈損傷のリスクあるため、胸骨から1cm外側から穿刺する。

心尖部アプローチ
- 心拍動が観察される部位の1cm外から右肩方向に。
- 心筋穿刺、不整脈のリスクあり。

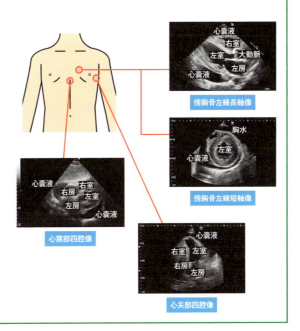

心嚢穿刺は緊急度が高く、確実に手技を行わなければいけません

　心嚢液はいろいろな部位から見えますので、なかでも一番多く見えて安全に刺せるところで心嚢穿刺を行うのが原則です。

　普段は、ラリーポイントという剣状突起から1cmぐらいのところで穿刺を行うと思います。ただ、ラリーポイントで超音波ガイド下手技を行おうとすると結構難しく、ラリーポイントにセクタプローブをあててもなかなか針が出せないと思われます。それよりもむしろ、患者の左側に立って向こう側にエコーを出し、リニアプローブをあてるのがよいと思います。ちょうど、胸水を抜くときと同じような感じで針を全部出して行うと、かなり安心してできます。

MEMO

12. eFAST・RUSH

石井浩統(日本医科大学付属病院 高度救命救急センター 助教)

■ PROFILE
2005年 福井大学医学部卒業
福井県済生会病院外科を経て、2011年より現職
「外傷や acute care surgery、医学教育を中心に日々取り組んでいます」

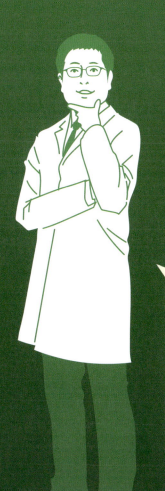

■ DOCTOR'S COMMENT

以前からわれわれの施設では、「一秒一秒の判断が、いま命をつなぐ。」をステートメントに日常診療にあたっていますが、それは、救命救急の診療がまさに point of care の積み重ねだからです。したがって、Point-of-Care 超音波が、現在のようにわれわれの診療になくてはならないツールとなるのは必然でした。
今も、POCUS で最善の「一秒一秒の判断」ができるように、日々の症例と向き合っています。

General POCUS

SLIDE 1

蘇生中の現場

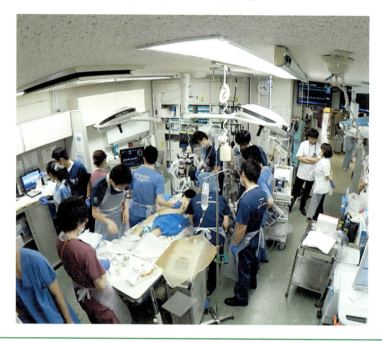

外傷、ショックの患者に超音波をどう使うのか

　写真は蘇生中の現場で、われわれが働いている救命センターの初療室の様子です。英語ではresuscitation room とかresuscitation bay といって、まさに「蘇生のための部屋・場所」という意味です。救急隊が運んでくる患者さんの乗ったストレッチャーが到着して、いろいろな蘇生処置が行われて、またストレッチャーでICUへ出発するという感じが港に出入りする船のようなので、個人的には、resuscitation bay というほうがより合っていると思います。ここに運ばれて来る外傷の患者やショックの患者は、すぐ挿管されて、気道の管理や呼吸の管理が行われます。このような状況のなかで超音波を使います。

　初療室では、時間をかけて、例えば診断に迫るまで超音波をあてたり、あるいはいろいろ体位を変えて精査するということはしません。外傷やショックの患者に対しては、どの臓器に何が起こっているかという解剖学的な所見に基づいて最終的な診断をしてから治療するというよりは、血圧や循環、呼吸といった、生理学的な破綻に対するアプローチが求められます。このアプローチをいかに早く行うかにあたって、超音波が大きな力を発揮します。

SLIDE 2

FAST と eFAST

a FAST とは

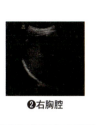
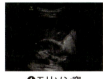
❷右胸腔

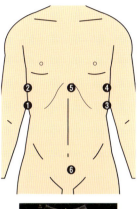

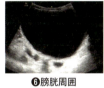
❶モリソン窩

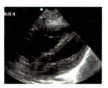
❺心窩部

❹左胸腔

❻膀胱周囲　　❸脾周囲

FAST の観察部位

　実は eFAST（extended focused assessment with sonography for trauma）は、気胸診断が超音波で行えるようになってから以降に生まれた、比較的最近のプロトコルです。それ以前は FAST（focused assessment with sonography for trauma）といって、おもに出血性ショックと心タンポナーデをスクリーニングするプロトコルでした。a で示したように、FAST では①～⑥を検索していましたが、eFAST ではこれに加えて、⑦と⑧の気胸のための胸部走査も行います（スライド 3）。

SLIDE 3

FAST と eFAST

b eFAST とは
- eFAST は外傷患者における超音波走査の手順である。
- FAST に気胸の評価を加えたものが extended FAST である。
- 胸腔・腹腔内液体貯留・気胸の有無を評価する。
- 心嚢液・肝腎境界・脾腎境界・膀胱直腸周囲・胸腔の液体貯留の有無を評価する。
- lung sliding、lung rockets（3本以上のBライン）の有無を評価する。

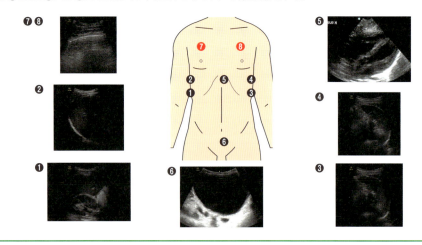

eFASTの観察部位

　eFASTとは、外傷患者における超音波走査のプロトコルのことです。別の言い方をすれば、「外傷患者に対しては、これを全部やりましょう」ということになります。①〜⑧の8箇所すべてでエコーによる観察を行います。重症外傷の患者を含めて、外傷の患者全員に対して行う手順がeFASTです。

　外傷患者のショックというのは、循環血液量減少性ショック、すなわち出血性ショックと、緊張性気胸や心タンポナーデによる閉塞性ショックの2つがおもなものです。外傷患者に対する超音波によるアセスメントとはつまり、この2つのショックを見ることを意味します。

SLIDE 4

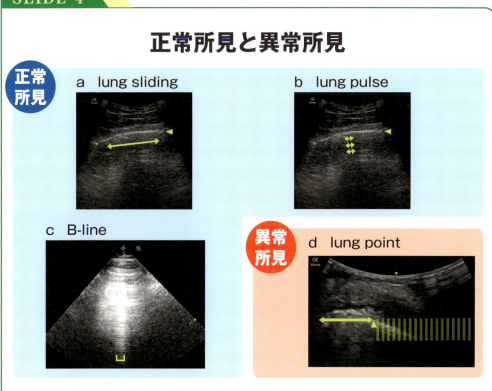

正常所見と異常所見

正常所見
a lung sliding
b lung pulse

c B-line

異常所見
d lung point

どのように見えるか覚えておきましょう

具体的な見方としては、lung sliding（a）やlung pulse（b）、B-line（c）の有無を見ます。これらがなければ気胸が疑われます。また、lung point（d）があれば気胸です。

SLIDE 5

ショックの 4 つの分類・RUSH の 3 つの評価

● ショックの 4 つの分類

心原性ショック	急性心筋梗塞、心不全、心筋炎、弁膜症、などによる
閉鎖性ショック	心タンポナーデ、緊張性気胸、肺血栓塞栓症、などによる
循環血液量減少性ショック	出血（消化管出血、大動脈瘤破裂、外傷）、脱水症、などによる
血液分布異常性ショック	敗血症、アナフィラキシーショック、神経原性ショック、などによる

● RUSH の 3 つの評価

	心原性	閉塞性	循環血液量減少性	血液分布異常性
PUMP	心収縮力低下	心タンポナーデ 右室負荷所見 心収縮力低下	心過収縮	心過収縮（early sepsis） 心収縮力低下（late sepsis）
TANK	IVC 拡張～虚脱なし lung rockets 胸水	IVC 拡張～虚脱なし lung sliding の消失	IVC 虚脱 胸腹水	正常～虚脱 IVC 胸腹水
PIPE	正常	DVT	腹部大動脈瘤 大動脈解離	正常

ショックの 4 分類を迅速・簡便に鑑別するために、PUMP、TANK、PIPE の 3 つの評価軸で評価する。

RUSH について詳しくみていきましょう

　ショックには心原性ショック、閉塞性ショック、循環血液量減少性ショック、血液分布異常性ショックの 4 つの分類があります。
　表にショックの原因をまとめましたが、超音波でどのように見ていけばいいでしょうか？ 実際のところ、「この患者のショックはいったい何？　まったくわからない」ということは臨床の現場では起こらないと思います。外傷であれば閉塞性ショックか循環血液量減少性ショックですし、感染症があるようであれば敗血症による血液分布異常性ショックなのか、あるいはひどい発熱があって脱水になり循環血液量減少性ショックになっているのかというような、鑑別のポイントがあるはずです。したがって RUSH では、鑑別の上位に挙がるものをまずは超音波でみていくという使い方が、迅速な対応を求められるショック患者の蘇生現場ではよいと思います。

PUMP、TANK、PIPE

　PUMP とは心臓のこと、TANK とは体全体の水分量（具体的には体腔液）のこと、PIPE とは血管（大動脈と下肢静脈）のことです。

SLIDE 6

RUSHの評価① PUMP

	心原性	閉塞性	循環血液量減少性	血液分布異常性
PUMP	心収縮力低下	心タンポナーデ 右室負荷所見 心収縮力低下	心過収縮	心過収縮（early sepsis） 心収縮力低下（late sepsis）

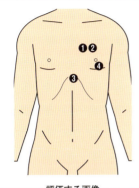

評価する画像
- ❶傍胸骨長軸像　❷傍胸骨短軸像
- ❸心窩部四腔断面像
- ❹心尖部四腔断面像

- 心タンポナーデ、左室機能（hyper、hypo）、右室負荷を評価する。
- セクタプローブを用いるとよい。
- 傍胸骨長軸像、傍胸骨短軸像、心窩部四腔断面像、心尖部四腔断面像で評価する。

心タンポナーデ
- 心嚢液（＋）＝心タンポナーデではない。
- 心嚢液に右室圧迫所見を伴っていれば心タンポナーデとしてよい。

左室機能
- 拡張期と収縮期の左室内腔の変化率を視覚的に評価する。
- 傍胸骨長軸像で僧帽弁前尖を評価する（正常は心室中隔に接する）。

右室負荷
- 右室拡大（正常は左室：右室＝1：0.6、左室≦右室であれば異常）の有無を評価する。
- 傍胸骨短軸像で左室D-Shapeの有無を評価する。

ポンプについて見ていきましょう

　注目するポイントは3つだけです。1つ目は心タンポナーデの有無、2つ目は左室機能の状態、3つ目は右室負荷の有無です。それら3つのポイントを、上記の4つの画像で見ていきます。とはいえ、何度も説明していますが救急患者ではすべての画像をうまく出す必要はありません。よって、各ポイントについて4つの画像をすべて見るということにこだわるのではなくて、見られるものを見ればよいのです。見ることができたものを使って評価に結びつけば十分と考えてください。

SLIDE 7

PUMP で注目すべきポイント

心タンポナーデ
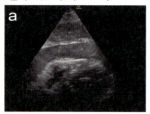
a

左室機能
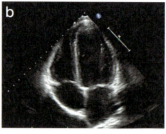
b

右室機能
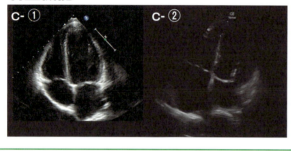
c-①　　c-②

a　心タンポナーデ
- 心嚢液（＋）＝心タンポナーデではない。
- 心嚢液に右室圧迫所見を伴っていれば心タンポナーデとしてよい。

b　左室機能
- 拡張期と収縮期の左室内腔の変化率を視覚的に評価する。
- 傍胸骨長軸像で僧帽弁前尖を評価する（正常は心室中隔に接する）。

c-①、c-②　右室機能
- 右室拡大（正常は左室：右室＝1:0.6、左室≦右室であれば異常）の有無を評価する。
- 傍胸骨短軸像で左室 D-shape の有無を評価する。

ポンプで注目すべきポイント

心タンポナーデの有無

心嚢液があることイコール心タンポナーデではありません。心嚢液に加えて右室の圧迫所見があれば心タンポナーデ（a）となります。これを見るときは、できれば四腔断面像を描出しましょう。

左室の機能の状態

左室機能は、拡張期と収縮期の左室の内腔の変化率を見ます（b）。ここでは「視覚的に」ということがポイントになります。実は、この変化率を計測するのには時間がかかります。そこで、計測したデータなどの客観的情報ではなく、「見た目」という主観的情報で判断するのです。こう説明すると、難しく感じる人もいるかもしれませんが、正常像を常に見ていれば、低心機能状態は超音波画像を見ればすぐにわかるはずです。そういう意味でも、日頃から心エコーで正常像を把握しておくことが大切です。あとは、傍胸骨長軸像で、僧帽弁の前尖が拡張期の最初で中隔に接するような動きがあれば、左室の機能は正常であるとも言えます。

右室の負荷の有無

そもそも左室のほうが右室よりも大きいので、右室が左室と同じ大きさか右室のほうが大きければ、右室に負荷があると判断します。

図の四腔断面像は c-① が正常で c-② が右室負荷所見です。このように見た目でわかります。また、右室負荷のときは、右室が張ってきて左室が圧迫され D 型になっていきます。これを D-shape と呼ぶのですが、D-shape も右室負荷の所見としてよく知られています。

SLIDE 8

RUSHの評価② TANK

	心原性	閉塞性	循環血液量減少性	血液分布異常性
TANK	IVC 拡張〜虚脱なし lung rockets 胸水	IVC 拡張〜虚脱なし lung sliding の消失	IVC 虚脱 胸腹水	正常〜虚脱 IVC 胸腹水

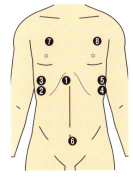

評価する画像
❶下大静脈 ❷肝腎境界 ❸右胸腔
❹脾腎境界 ❺左胸腔 ❻膀胱周囲
❼右肺 ❽左肺

- IVC、eFAST を評価する。
- セクタプローブ・コンベックスプローブを用いるとよい。

IVC
- 心窩部走査で右房と IVC の接合部から 2cm 遠位側の IVC 径を計測する。
- IVC 径と CVP には相関がある。

eFAST
- 胸腔・腹腔内液体貯留・気胸の有無を評価する。
- セクタプローブ・コンベックスプローブ・リニアプローブ（気胸）を用いるとよい。
- 心嚢液・肝腎境界・脾腎境界・膀胱直腸周囲・胸腔の液体貯留の有無を評価する。
- lung sliding、lung rockets（3本以上のBライン）の有無を評価する。

タンクについて見ていきましょう

　タンクは、単純に言えば「IVC で循環血液量の評価をし、eFAST でたまっているところ、もしくはあふれているところを見る」となります。つまりタンクの評価というのは、「IVC の評価プラス eFAST」という理解でよいです。

SLIDE 9

TANK で注目すべきポイント

IVC

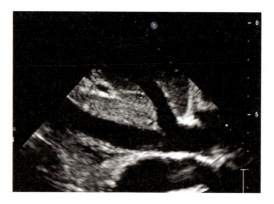

- 心窩部走査で右房とIVCの接合部から2cm遠位側のIVC径を計測する
- IVC径とCVPには相関がある

タンクで注目すべきポイント

　IVCについては、右房とIVCの接合部から2cm以内のIVC径を測ります。
　eFASTでは、胸腔・腹腔内の液体貯留を見ます。気胸の評価もして、閉塞性ショックがないかを見ます。さらに肺実質も評価しますが、ここに水分がたまっていれば溢水が疑われます。溢水はタンクがオーバーロードになっているという意味ですから、そういったことも肺の超音波で評価する際に見るようにしましょう。

SLIDE 10

RUSH の評価③　PIPE

	心原性	閉塞性	循環血液量減少性	血液分布異常性
PIPE	正常	DVT	腹部大動脈瘤 大動脈解離	正常

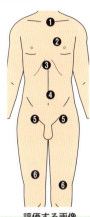

評価する画像
❶胸骨切痕　❷傍胸骨　❸心窩部
❹臍上　❺大腿静脈　❻膝窩静脈

- 大動脈と下肢静脈（大腿・膝窩）を評価する。
- コンベックスプローブ・リニアプローブ（下肢静脈）を用いるとよい。

大動脈
腹部大動脈瘤破裂
- 5cm 以上の径であれば破裂のリスクが高い。
- 瘤部の走査ではプローブで圧迫しすぎないように注意する。

大動脈解離
- 大動脈内のフラップの有無を評価する。
- PUMP、TANK の評価を併せて合併症（心タンポナーデ、血胸など）も評価する。

下肢静脈
- 圧迫サイン（圧迫で容易に潰れるか）を確認する。
- 助手がいれば下腿を揉んで（squeeze）ドプラが変化するかを見る。

パイプについて見ていきましょう

　見るべき場所は、大動脈と下肢静脈で、動脈は2つの疾患を想定して見ます。静脈の疾患は、10章を参照してください。

SLIDE 11

PIPE で注目すべきポイント

大動脈

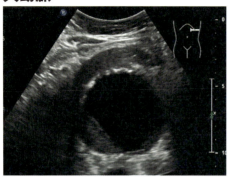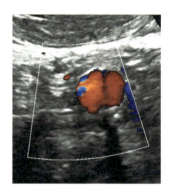

- 腹部大動脈瘤破裂
  - 5cm 以上の径であれば破裂のリスクが高い。
  - 瘤部の走査ではプローブで圧迫しすぎないように注意する。
- 大動脈解離
  - 大動脈内のフラップの有無を評価する。
  - PUMP、TANK の評価を併せて合併症（心タンポナーデ、血胸など）も評価する。

パイプで注目すべきポイント

下部大動脈瘤破裂

　腹腔内液体貯留が明らかではないからといって、破裂がないと判断してはいけません。破裂していても後腹膜に血腫をつくっていることがあります。瘤の破裂が疑われる場合は、超音波だけで診断（特に除外診断）をつけないようにしましょう。血腫がないかを調べるためにプローブで圧迫しすぎると、かえって瘤を破裂させてしまうことがあるので注意が必要です。超音波で見えなければ無理をせずにCTを撮りましょう。

大動脈解離

　大動脈解離を見つけるには、大動脈のフラップを見つけることです。ただ、フラップが見えないことも結構あります。解離してすぐのときはフラップはとてもよく見えるのですが、時間が経つにつれてフラップは見えなくなっていきます。これは、血栓がゆっくり閉塞することなどが理由だと考えられています。フラップが見えない場合、ドプラをかけてみることをお勧めします。超音波でもはっきりしなかった場合には、病歴に注目しましょう。胸痛・背部痛があって、高血圧の既往、喫煙などがあれば、やはり大動脈解離が疑われます。そういった場合も超音波だけで除外診断せずに、CT を撮りましょう。

　余裕があれば、PIPE を評価した後で、PUMP と TANK の評価をさらに行ってもよいでしょう。大動脈解離を疑った場合はこの方法が有効です。フラップがありそうと思っても蘇生してからしか CT は撮れません。その間に、PUMP と TANK の評価を行って合併症を確認するということも超音波では有用です。

MEMO

文献一覧

第1章

1) 柴山謙太郎. POC 心エコーマニュアル. 東京, 文光堂, 2018, 2.
2) Nilam, S. et al. "Fundamental". Point of care ULTRASOUND. philadelphia, ELSEVIER SAUNDERS, 2014, 3-45.
3) Nilam, S. et al. "Heart". Point of care ULTRASOUND. philadelphia, ELSEVIER SAUNDERS, 2014, 85-141.
4) 柴山謙太郎. POC 心エコーマニュアル. 東京, 文光堂, 2018, 122p.

第2章

1) Labovitz, AJ. et al. Focused cardiac ultrasound in the emergent setting : a consensus statement of the american society of echocardiography and american college of emergency physicians. J Am Soc Echocardiogr. 23 (12), 2010, 1225-30.
2) Spencer, KT. et al. Focused cardiac ultrasound : recommendations from the american society of echocardiography. J Am Soc Echocardiogr. 26 (6), 2013, 567-81.
3) 柴山謙太郎. POC 心エコーただいま診断中！東京, 中外医学社, 2019, 278p.
4) Via, G. et al. International evidence-based recommendations for focused cardiac ultrasound. J Am Soc Echocardiogr. 27 (7), 2014, 683.e1-683. e33.
5) 柴山謙太郎. POC 心エコーマニュアル. 東京, 文光堂, 2018, 122p.
6) Daimon, M. et al. Normal values of echocardiographic parameters in relation to age in a healthy Japanese population : the JAMP study. Circ J. 72 (11), 2008, 1859-66.
7) Silverstein, JR. et al. Quantitative estimation of left ventricular ejection fraction from mitral valve E-point to septal separation and comparison to magnetic resonance imaging. Am J Cardiol. 97 (1), 2006, 137-40.
8) Lai, WW. et al. Accuracy of guideline recommendations for two-dimensional quantification of the right ventricle by echocardiography. Int J Cardiovasc Imaging. 24 (7), 2008, 691-8.
9) Soni, NJ. et al. Point of Care Ultrasound. philadelphia, ELSEVIER SAUNDERS, 2014. 416p.
10) Rudski, LG. et al. Guidelines for the echocardiographic assessment of the right heart in adults : a report from the American Society of Echocardiography endorsed by the European Association of Echocardiography, a registered branch of the European Society of Cardiology, and the Canadian Society of Echocardiography. J Am Soc Echocardiogr. 23 (7), 2010, 685-713.

第3章

1) 亀田徹ほか. Bラインを用いた point-of-care 超音波による心原性肺水腫の評価. 日本超音波医学会雑誌. 45 (2), 2018, 125-35.

第5章

1) 米山昌司. "腎・泌尿器超音波検査における基本走査". 腎・泌尿器領域の超音波検査. Medical Technology 別冊. 東京, 医歯薬出版, 2016, 21-6.（超音波エキスパート 17）

第8章

1) 古川まどか. "正常超音波像と基本走査". はじめての超音波検査. 第2版. 東京, 文光堂, 2019, 248-50.
2) 古川まどか. 唾液腺癌の超音波診断のコツと pitfall. Monthly Book ENTONI. 202, 2017, 60-6.
3) 古川まどか. 頸部リンパ節. JOHNS. 32 (10), 2016, 1455-60.
4) 古川まどか. "神経原性腫瘍". 頭頸部エコーアトラス. 東京, 診断と治療社, 2016, 146.
5) 古川まどか. "その他の頸部腫瘤". 頭頸部エコーアトラス. 東京, 診断と治療社, 2016, 155-61.

第9章

1) 日本超音波医学会用語・診断基準委員会. 超音波による大動脈・末梢動脈病変の標準的評価法. Jpn J Med Ultrasonics. 41 (3), 2014, 405-14.
2) 郷原正臣ほか. 突然発症の心窩部痛で来院した孤立性上腸間膜動脈解離の1例：孤立性上腸間膜動脈解離109例の検討. J Cardiol Jpn Ed. 7 (2), 2012, 108-17.

第 10 章

1) Cohen, AT. et al. Venous thromboembolism (VTE) in Europe. The number of VTE events and associated morbidity and mortality. Thromb Haemost. 98 (4), 2007, 756-64.
2) ACEP. https://www.acep.org/by-medical-focus/ultrasound/
3) Frankel, HL. et al. Guidelines for the appropriate use of bedside general and cardiac ultrasonography in the evaluation of critically Ⅲ patients-part Ⅰ：general ultrasonography. Crit Care Med. 43 (11), 2015, 2479-502.
4) 太田覚史ほか．静脈血栓塞栓症の発症機序とリスク因子．EB Nursing．7（3），2007，278-82．
5) 日本超音波医学会静脈エコー検討小委員会．超音波による深部静脈血栓症・下肢静脈瘤の標準的評価法．日本超音波医学会雑誌．35（1），2008，35-44．
6) Goodacre, S. et al. Systematic review and meta-analysis of the diagnostic accuracy of ultrasonography for deep vein thrombosis. BMC Med Imaging. 5, 2005, 6.
7) Perera, P. et al. The RUSH exam：rapid ultrasound in shock in the evaluation of the critically Ⅲ. Emerg Med Clin North Am. 28 (1), 2010, 29-56.
8) Adhikari, S. et al. Isolated deep venous thrombosis：implications for 2-point compression ultrasonography of the lower extremity. Ann Emerg Med. 66 (3), 2015, 262-6.
9) Blaco, P. et al. Common pitfalls in point-of-care ultrasound：a practical guide for emergency and critical care physicians. Crit Ultrasound J. 8, 2016, 15.

第 11 章

1) 日本医学シミュレーション学会/CVC 委員会．超音波ガイド下中心静脈穿刺インストラクターズ・ガイド ver.4. 2018 年改訂．東京，日本医学シミュレーション学会，23p．
2) 徳嶺譲芳．超音波ガイド下中心静脈穿刺インストラクターズ・ガイド ver.3. 2016 年改訂．東京，日本医学シミュレーション学会監．24p．
3) 日本麻酔科学会安全委員会/安全な中心静脈カテーテル挿入・管理のため手引き改訂 WG 作成．安全な中心静脈カテーテル挿入・管理のためのプラクティカルガイド 2017．2017 年 6 月改訂．兵庫，日本麻酔科学会，68p．
4) Saugel, B. et al. Ultrasound-guided central venous catheter placement：a structured review and recommendations for clinical practice. Crit Care. 21 (1), 2017, 225.
5) J-POCKEYS 開発ワーキングチーム．"内頸静脈穿刺"．救急超音波診：救急診療にエコーを活用する．東京，羊土社，2016，124-33．
6) 国沢卓之．"安全で確実な中心静脈カテーテル留置：コツと落とし穴"．日本臨床麻酔学会誌．29（1），2009，43-8．
7) NILAM, J. et al. "central venous access". Point-of-care ultrasound. philadelphia, Elsevier saunders, 2015, 225-32.
8) Tampo, A. Three-step procedure for safe internal jugular vein catheterization under ultrasound guidance. J Med Ultrason. 45 (4), 2018, 671-3.
9) Brass, P. et al. Ultrasound guidance versus anatomical landmarks for internal jugular vein catheterization. Cochrane Database Syst Rev. 9, 1, CD006962.
10) Brass, P. et al. Ultrasound guidance versus anatomical landmarks for subclavian or femoral vein catheterization. Cochrane Database Syst Rev. 9, 1, CD011447.
11) Parienti, JJ. et al. Intravascular complications of central venous catheterization by insertion site. N Engl J Med. 373 (13), 2015, 1220-9.

INDEX

数字・欧文

- 2点圧迫法 …………………… 132, 134
- acute respiratory distress syndrome：ARDS ………………………… 58
- Aライン …………………………… 46
- Bライン …………………… 47, 159
- comet-tail ………………………… 48
- comprehensive transthoracic echocardiography：Comprehensive TTE／TTE ………… 23
- curtain sign ……………………… 50
- deep vein thrombosis：DVT …… 128
  - ―診断 ……………………… 136
  - ―スクリーニング ………… 129
  - ―の発生 …………………… 130
- eFAST ……………………… 157, 158
- FAST ………………………… 157, 158
- fluid collection ………………… 62
- focused cardiac ultrasound：FOCUS ………………… 23, 31, 37
  - ―評価項目 ………………… 31
  - ―フローチャート ………… 37
- focused lung ultrasound：FLUS … 41
- inferior vena cava：IVC … 25, 31, 36, 61
- limited transthoracic echocardiography：TTEL ………………………… 23
- lung point …………… 53, 56, 159
- lung pulse …………… 52, 53, 159
- lung sliding ………… 52, 53, 159
- Mモード ……………… 18, 54, 55
- PIPE ………………… 160, 165, 166
- POCUSプロトコル ……………… 60
- point of care testing：POCT …… 22
- pulmonary thromboembolism：PE … 128
- PUMP ………………… 160, 161, 162
- RUSH ………… 160, 161, 163, 165
- seagull sign …………………… 119
- seashore sign …………… 49, 55, 56
- sonographic interstitial syndrome：SIS ……………………………… 40, 58
- spine sign …………………… 51, 57
- stratosphere sign ……………… 54
- sweep scan …………………… 140
- swing scan …………………… 140
- TANK ………………… 160, 163, 164
- tissue-like sign ………………… 57

あ

- 圧迫法 ……………………………… 133
- 胃潰瘍穿孔 ………………………… 62
- 一過性型虚血性大腸炎 …………… 68
- 右室拡大 …………………… 31, 34
- 右腹部横走査 …………… 60, 64, 65
- 右肋間走査 ………………… 60, 63
- 液体 ………………………… 92, 94
- 横断面像 …………………………… 14

か

- 下大静脈 …………………… 31, 36
- 下大動脈 …………………………… 61
- 顎下腺 ……………………………… 111
- 下腹部 ……………………………… 91
  - ―正中縦走査 ………… 60, 66, 67
- 下部大動脈瘤破裂 ……………… 166
- 下部尿管 …………………………… 86
- 感染管理 …………………………… 19
- 気胸 …………… 52, 53, 54, 55, 56, 159
- 急性膵炎 ………………………… 62, 69
- 急性胆嚢炎 ………………………… 63
- 急性虫垂炎 ………………………… 65
- 胸水 ………………………… 35, 57
- 胸痛鑑別 …………………………… 96
- 経腟超音波検査 …………………… 90
- 系統的頸部超音波検査 …… 106, 108
- 経腹超音波検査 …………………… 90
- 頸部 ………………………………… 104
  - ―腫瘍 ……………………… 115
- ゲイン ……………………………… 17
- 検査体位 ………………………… 107
- 甲状腺 ……………………………… 110

さ

- 細菌性腸炎 ………………………… 64
- 左室拡大 …………………… 31, 32, 38
- 左室収縮能 ………………… 31, 33, 38
- 左側腹部縦走査 ………………… 60, 69
- 左腹部横走査 …………………… 60, 68
- サルモネラ腸炎 …………………… 64
- ジェット噴流 …………………… 86, 88

耳下腺	111
子宮内膜	91
周期	11
縦断面像	14
十二指腸潰瘍穿孔	67
腫瘤	92, 93
上腸間膜動脈	120, 125
ショック	160
腎盂尿管移行部病変	85
心窩部下大静脈長軸断面	30
心窩部縦走査	60, 61, 62
心窩部四腔断面	29
腎観察	80, 81, 82
心尖部四腔断面	28
腎臓	74, 75, 76, 77, 78, 79
心タンポナーデ	152, 162
心嚢水	31, 35
心嚢貯留液	152
深部静脈血栓症	128
スキャンゾーン	44
精嚢	87, 88
穿刺	100, 101, 141, 151, 153
前立腺	87, 88
総腸骨動脈	121
蘇生	156

た

大動脈解離	61, 166
唾液腺	111, 112
短軸交差法	142, 143, 144, 145
中心静脈穿刺	139, 140
超音波ガイド下手技	138, 148, 149, 150
超音波の安全性	19
長軸平行法	146

な

| 尿管 | 83, 84 |
| 尿膜管嚢胞感染 | 66 |

は

肺血栓塞栓症	128
膝の水	102
標準的評価法	131
皮様嚢腫	92
フォーカス	17
腹腔動脈	119
腹腔内出血	94
副腎	72, 73
腹水	94
腹直筋損傷	70
腹部正中横走査	60, 70
腹部大動脈瘤	122, 123, 124, 166
プローブ	15, 105, 106, 109, 139
—の走査	16
分解能	12
傍胸骨左縁左室短軸像	26
傍胸骨左縁左室長軸像	25
膀胱	83, 87, 88

ま・ら

ミルキング法	135
リンパ節	113, 114
肋骨骨折	97, 98, 99

谷口信行（たにぐちのぶゆき）
自治医科大学臨床検査医学 教授
・・・・・・・・・・・・・・・・・・・・・・・・・
《略歴》
1981年　　自治医科大学医学部卒業
1981年　　鳥取県立中央病院研修医
1983年　　鳥取県日野郡厚生連日野病院内科
1988年4月　鳥取県名和町立国保名和診療所
1990年4月　自治医科大学臨床病理部レジデント
1992年4月　自治医科大学臨床病理部助手
1998年4月　自治医科大学臨床病理学講師
1999年2月　自治医科大学臨床検査部助教授
2006年4月　現職

山田博胤（やまだひろつぐ）
徳島大学大学院医歯薬学研究部
地域循環器内科学 特任教授
・・・・・・・・・・・・・・・・・・・・・・・・・
《略歴》
1994年　　徳島大学医学部卒業
1998年　　徳島大学大学院修了
2001年　　米国クリーブランドクリニック留学
2004年　　徳島大学第2内科医員
2017年　　現職

領域横断チョイあてエコー活用術 − Point-of-Care 超音波研究会認定
2019年8月15日発行　第1版第1刷

監　修　谷口 信行
編　著　山田 博胤
著　者　JPOCUS インストラクター
発行者　長谷川 素美
発行所　株式会社メディカ出版
　　　　〒532-8588
　　　　大阪市淀川区宮原3-4-30
　　　　ニッセイ新大阪ビル16F
　　　　https://www.medica.co.jp/
編集担当　渡邊亜希子
編集協力　creative studio ウィルベリーズ
装　幀　市川　竜
本文デザイン　ホンマヨウヘイ
イラスト　吉泉ゆう子
組　版　株式会社明昌堂
印刷・製本　株式会社シナノ パブリッシング プレス

© Hirotsugu YAMADA, 2019

本書の複製権・翻訳権・翻案権・上映権・譲渡権・公衆送信権（送信可能化権を含む）は、（株）メディカ出版が保有します。

ISBN978-4-8404-6916-6　　　　　　　　　　　　　Printed and bound in Japan

当社出版物に関する各種お問い合わせ先（受付時間：平日9:00～17:00）
●編集内容については、編集局 06-6398-5048
●ご注文・不良品（乱丁・落丁）については、お客様センター 0120-276-591
●付属の CD-ROM、DVD、ダウンロードの動作不具合などについては、デジタル助っ人サービス 0120-276-592